Penny Wincer
潘妮・溫瑟爾——著
麥慧芬——譯

照顧別人是一門不可能完美的藝術

一個全職照護者的生命故事，
為照護之路帶來撫慰與希望

Tender

The Imperfect Art of Caring

獻給克麗絲汀，我的母親，

她希望我能從她的人生經歷中學習；

獻給亞瑟與艾格妮絲，

他們一直都是我的老師。

CONTENTS

CONTENTS

前言

成了全職照護者

INTRODUCTION

我花費了很長一段時間，才真正理解現年十歲大的兒子亞瑟其實過得非常辛苦。枝微末節的小事慢慢拼湊出了一幅讓我坐立難安的圖像，甚至讓我變成了一個神經緊張的母親。亞瑟約一歲半的時候，有次我和一位澳洲的女性朋友通電話。她興致勃勃地問我小傢伙這些日子對什麼感興趣。我當時腦子裡一片空白，然後才開始思考，「這種情況不太正常吧？正常嗎？」對於友人的問題，我沒有答案。過了好一會兒，我才說出亞瑟喜歡去遊樂場。但在說這些話的時候，我腦子裡想的卻是他以前的確喜歡去遊樂場，但現在還是這樣嗎？接著思緒回到前幾天我想讓他玩些其他的設施，不要老是溜滑梯時，他大吼大叫的樣子。我還想起了我們在科學博物館裡，他只想不斷地把玩具船從水箱裡撈出來，而不是以「正確的」方式玩時，別人投過來的嫌棄目光。那時候，我還以為是其他父母太過緊張焦躁、是其他父母把他們的孩子支配得團團轉。我以為，要不是他們時時刻刻盯著孩子的一舉一動，他們的孩子大概也會跟亞瑟一樣，選擇一些與眾不同的玩法。現在回想起來，在那個過於擁擠，而且熱得令人窒息的幼童遊樂場裡，我們母子兩人一邊啜泣一邊爬上爬下尋找我們的嬰兒車時，應該就是第一次明顯的情緒崩潰。

一切的進展是如此緩慢而無知無覺。亞瑟三歲確診自閉症時，我早已習慣了我們做的事情會和所有其他人都不太一樣的想法。他妹妹艾格妮絲在他剛過完兩歲生日後不久出生，那之後，我整整一年都沒有開車載他。他似乎無法適應和綁著安全帶、不斷製造各種聲音的艾格妮絲坐在一起，因此總是尖聲大叫、手打腳踹，而她也跟著嚎哭不止，這樣的過程不斷循環。所以，不能開車。我對亞瑟即將開始就讀半天的幼稚園老師說，不開車就是我的解決辦法，但他們告訴我：我不可能永遠都靠著閃避來過日子。其實就算是在當時，我也覺得自己的處理方式實在愚昧。現在，為了配合亞瑟的需要，我們生活中處處可見調整與規避的痕跡。

儘管在亞瑟的正式診斷結果出爐前，我就做好了接受事實的萬全準備，也急切尋求著所有可能的協助，然而他的確診結果卻依然糾纏於心，並夾帶著無限的問號，打得我毫無招架之力。在某種程度上，亞瑟看起來很開心，樂於接受這個感官世界，而且他是我眼中最可愛、最溫柔親切的小男孩（是真的，自閉症患者也可以非常溫柔親切）。不過很多時候，他也會異常苦惱，輕易地就不知所措，幾乎無法與人交流，更不要說語言溝通了。這種時候的他，除了可以耗費大量精力的遊戲外，幾乎無法做任何事情。亞瑟三歲時，愛上了在廚房裡滿屋子轉，隨著歌劇音樂跳舞。我們開玩笑地說，他就像活在一齣只有激烈劇情與興奮感的歌劇中，在他的劇本裡，沒有平述的鋪陳、沒有高潮之間的過程、沒有沉靜的接觸，也沒有含蓄的演出，只有喜樂的尖叫與悲痛的哭喊。我們收到亞瑟的正式診斷結果時，他妹妹已經一歲半了，我一刻都不敢讓兩兄妹單獨待在同一個房間裡。在他妹妹長大到可以在必要時自己跑開前，我都不放心他在她身邊。為了能在洗澡的時候也守著女兒，我會把蹦蹦跳跳的她一起拉進浴室，不然就只能等晚上他們全上床後再洗澡。兩兄妹有各自的房間，安排他們就寢也是煞費苦心，不過不管怎麼安排，大多時候艾格妮絲都是排在哥哥後面。

我們一家三口都在學習適應屬於我們的家庭生活方式。我開始把協助我們度過每天生活所需要的成百上千條策略，一個個串起來。就像每個照顧幼童的父母一樣，我從頭到尾都是馬力全開，直到晚上精疲力盡地癱死在床上時，腦子才終於能夠開始運轉。一個還不具備行為能力的孩子、一個沒有語言能力的孩子，兩個孩子都如此需要我。至於我，沒有任何人給予指導協助，也沒有當媽媽的經驗。大家都期待我知道怎麼做、怎麼處理所有的事情。然而我對自己正在做的一切，全然沒有概念。

但是，我其實曾經處在相同的情境裡頭。以前我就擔任過照護者。夜晚時分突如其來的幽閉恐懼症在攻擊，讓我拚了命想要逃離，這種感覺不是因為我對母親這個角色毫無頭緒，而是因為我**清楚**知道當個照護者是什麼情況。我已經有過經驗了，我不可能再來一次了，我這麼想。然而我還是再次擔負起了照護者的責任，只不過這次的對象是我摯愛的兒子。在這種情況下，唯一可以幫助我的，是那個我曾經照護過，但現在已經辭世的人。

初次的照護經驗

我無比清晰地記得，母親在我十一歲時首次出現恐慌發作。我在澳洲長大，那天我們正要搬家到墨爾本郊外的農場，我父母在那裡蓋了一棟房子。母親為了處理新房子的營建事宜，勞心勞力，然而同時她也捨不得搬離舊家、捨不得放棄舊有的生活方式。搬家那天，我請了一天假幫忙。直到現在，我依然可以清晰想起她躺在車子後座，大口吸氣的畫面。她以為自己得了心臟病。父親開車把我們三個孩子全載到醫院，大家為了等母親的心電圖以及其他的檢查報告，在醫院一待就是好幾個小時。最後醫院告訴我們母親是恐慌發作。那是我第一次聽說這種病，至於我們後來即將在山上那棟孤立的房子，被這個病主導了接下來兩年生活的事情，當時的我，當然更是一無所知。

現在回想起來，搬進農場是我童年生活中一條明確的分水嶺，也是母親病前與病後的分界線。在那之前，我的生活可說有如一首田園牧歌。母親熱愛自己身為人母的角色，而且毫不吝嗇地展現出來。父親因為工作關係，常常一出差就是好幾個月不見人影，但母親把家裡打理得妥妥當當，是位極稱職的家庭主婦。她美麗、溫暖、善良，喜歡待在院子裡，而孩子們的需要似乎是她茁壯的泉源。曾經有段時間，兩個哥哥和我就讀三所不同的學校，大家的週末活動完全不同，然而母親似乎從未因此發過脾氣，也從來沒有對這種必定非常耗時的安排表現出任何不滿。她就是如此地勝任愉快、游刃有餘。

住在農場的那兩年，母親變得愈來愈孤立。當她與父親終於決定分開後，我們和母親搬回了城裡，我以為她的狀況會因此好轉。住在農場時，我很依賴她，需要她每天開車載我到數哩外的公車站搭車。車子似乎會引起她的恐慌發作，因此每天要坐進車子裡時，她都害怕極了。農場的房子很大，我們總是到處製造各種聲響。母親害怕獨處，父親不在家時，她常常要我睡在她房裡。因此我十三歲搬離農場時，除了父母離婚這件事外，我以為一切都會好轉。然而情況似乎卻急轉直下。母親開始在床上一躺就是好幾天、喝酒、把自己關在屋子裡，幾乎沒有人見得到她。

她會在煮飯煮到一半的時候睡著，這種時候，我必須立刻善後，避免引起火災。而更多時候，她根本就不做飯。她開始給我錢，讓我搭電車去超級市場採購。後來，我發現家裡的髒衣服，只有在清潔人員每週上門後才會清洗乾淨，因此我開始隔幾天就洗一次衣服，這樣我才有乾淨的制服可穿。我自律地乖乖做功課、準時上學，並且在必要的時候，把信件與通知推到母親面前讓她簽字。大哥艾許（Ashley）在我們還住在農場時，已經去寄宿學校就讀了，我們搬回城裡後，他還是決定繼續待在學校裡。小哥皮普（Pip）自己會去上學，但對於功課就絲毫不放在心上了，因為根本沒有人會檢查，他很多時間都跟朋友混在一起。母親會定期嚴重地情緒低落，甚至必須住進私人心理醫師診所治療。那時，由於父親遠在美國，因此母親每次住院，我們不是去朋友家借住，就是得請保母來家裡。母親在家的時候，每天晚上我都坐在她的床邊，當她哭著告訴我她想死，我會緊緊握著她的手。有時候她喝醉了，會憤怒地對我咆哮，說我不夠支持她。也有時候，她會因為自己不再是以前那個好母親而祈求我的原諒。每天我都得趕火車去學校，假裝我們的生活依舊，大家仍一如既往地過著日子。

連續許多年，母親就這樣一再陷入嚴重憂鬱、酗酒、病況危急、住院治療、狀況改善後回家的循環之中。她也有狀況不錯的時候，但這卻讓艱苦的日子更加難熬。那位充滿了愛、溫暖又寬容的母親會暫時重新出現在我們身邊，但沒多久後她又消失不見。兩個哥哥和我都學會了照顧自己，而我還另外學會了照顧母親。每天上學前與放學後，我都會檢查她的狀況、坐在床邊聽她宣洩煩惱；我學會了分辨她什麼時候狀況不對勁，以及不要把她說的那些刻薄、難聽的話放在心上；我提醒自己，母親只是病了，並不是冷酷；我儘可能舒緩她的苦惱，卻不提任何問題，也不流露出任何情緒，因為她若是覺得我心不甘情不願，她的病況會更嚴重。

一年年過去，我習慣了定格的另一種母女關係。我們依然深愛彼此，但兩人之間的平衡卻隨時會翻覆。時刻確認對方是否安好、瞭解對方是否有所需要的人是我，而不是母親。在母親狀況良好時，我們曾有過開誠布公的對談。從母親以一名心理疾病患者，卻設身處地為人著想，並且不帶任何批判眼光去面對這一切的心態上，我學到並瞭解自己想要過什麼樣的生活，以及不願意過什麼樣的日子。或許我已經不再依賴母親，但我愛她依然。我以為我們母女倆可以在這個時好時壞的循環中永遠這麼下去。

距離她第一次恐慌發作那天幾乎整整十一年後，母親上吊自盡。那年我二十二歲，剛從大學畢業，並且在數週前才搬到倫敦。我在深夜收到母親自殺的消息。那天晚上，我試著強迫自己在長途飛回墨爾本前睡一覺，但睜著眼睛躺在床上的我，卻被一種奇怪的感覺掌控。驚嚇，沒錯，但還有一些其他的東西。母親在我十四歲的時候第一次嘗試自殺；這麼多年來，我其實一直在等著這通電話。等待著，也恐懼著——現在等待結束了。在似乎會成為永恆的驚嚇與尖銳疼痛之中，深埋在心中底層的某個部分的我，終於把憋了許多年的那口氣吐出來了。照顧她，不再是我的工作了。

十三年過去，在亞瑟必然將極其依賴我的情況愈來愈明顯後，我又在心裡察覺到了母親自盡時所感覺到的恐慌之情。我再次躺在黑暗中，試著強迫自己入睡。這次，我不再是個需要母親照護的孩子，而是一個確確實實感覺像個孩子的母親，對於該如何幫助自閉症兒子幾乎一無所知。這次不會再有私人診所，也不會有人在緊急時刻立刻出現伸出援手。多虧母親的個人健康保險，讓她能在病況最嚴重的時候，負擔得起一位心理醫師、住院，以及請看護每週來家裡數次查看她狀況的費用，如此，哥哥和我便不必把所有的責任扛在身上。

但這次，責任全都歸於我了。很明顯地，我的婚姻已經走到盡頭，我沒有可以求助的母親，也沒有近在身邊的親戚。當亞瑟的父親和我講定了由我負起主要照顧孩子的責任，而他每兩週和孩子共處一個週末，讓我喘口氣這個新的例行計畫後，我就知道我必須靠自己理清很多頭緒。從我的狀況來看，國家健保局對於發展障礙的孩子，幾乎沒有提供任何建議與支援。亞瑟一開始可以接受四次語言治療療程，第二年再接受四次。此外，國家健保局告訴我：他們沒有經費進行自閉症孩子的職能治療。雖然我拿到的資料顯示早期的幫助對於自閉症孩童的發展至關重要，但在亞瑟屆齡就學年紀之前，我必須獨力負擔他的一切。

在這樣的壓力下，我覺得自己大概會內爆。我根本不可能解決這些問題。我確實曾經身處類似的環境中，但那時的一切就已經萬分困難了。儘管今天跟以前的狀況迥異，但掌握著另外一個人的健康快樂，這感覺仍讓我熟悉得喘不過氣來。不管是以前還是現在，我都仍有許多恐懼。當我把精力和資源都拿來照顧兒子高程度需求的同時，我打算怎麼照顧自己？如果壓力太大怎麼辦？

我曾經親眼目睹那些掙扎在焦慮、憂鬱與癮癖之中的人會發生什麼事。相較於母親自覺像個賤民的二十年前，現在大家討論心理問題的心態或許改善了許多，但我曾近距離地看過醜陋、痛苦的爛攤子。母親失去了一切。而我從她第一次恐慌發作到辭世，則是一點點地失去她。母親的病主宰了我和她一半的相處時間。有時候，她的病讓她完全無法待在我們身邊。亞瑟確診之後的初期，我望著自己的孩子，憂心忡忡於自己能得到的幫助少之又少。我該怎麼應付這樣的情況？如果我變得跟母親一樣怎麼辦？

什麼是照護者？

根據估計，英國隨時都有八百萬人正在照護著他們的至親至愛。照護者信託（the Carers Trust）[1]對於照護者的定義是「任何無償照護因疾病、失能、心理疾病、癮症而無法自理的親人與朋友的人」。

我們的社會不太談論「照顧他人」這件事情。就算論及這個話題，通常也是繞著

1 英國的「照護者信託」前身為英國安妮公主於一九九一年設立的皇家公主照護者信託（the Princess Royal Trust for Carers），提供當時社會並未認知到在家照護失能或慢性疾病家人與親友的人所需要的各方面支援。二〇一二年皇家公主照護者信託與十字路照護（Crossroads Care）合併成為照護者信託，提供英國超過四十萬照護者各方面的資訊、建議以及支援。

照顧家中老人的內容打轉。由於這類話題可能會引發大家對死亡與失能的恐懼，於是交談內容都限縮在避無可避的「年邁」這個相對安全的界線內。遺憾的是，在人生任何時候都可能遇上失能和慢性疾病，然後在未來的數十年間脫離不了他人的協助。當我搜尋如何當一個照護者的資料時，找到的許多資訊都是以短期照護為前提，但事實上，許多照護者所給予的協助，都必須持續到對方辭世。在英國，有百分之八的孩童以及百分之十九處於工作年齡範圍的成年人屬於失能人口，他們當中有許多人需要家人持續的照護支援。現在我們的壽命也比以前更長了，也就是說，我們晚年需要被照護的可能性也比以前更高。

許多人的照護者身分並不太容易被認出。這些人或許是父母、伴侶、手足或子女，而他們的照護工作很可能必須與其他的職責同時並行，譬如全職工作、扶養其他子女或就學等。他們的照護工作可能是遠距離的短期照護、一天二十四小時的居家照護，也可能是介於兩者之間的任何型態；照護的範疇既廣泛又龐雜。需要照護的對象或許是先天失能或有遺傳疾病的孩子，或許是罹患了多發性硬化症、痛風或心臟病的慢性疾病患者，或許是肌萎縮性脊髓側索硬化症這類只會每下愈況的疾病患者，或許是嚴重憂鬱症這類精神疾病患者，或許是因意外或嚴重疾病而留下後遺症的人。當家人日益老邁，罹患了老人常見的慢性病時，照護的責任可能是年復一年逐漸加重，有時間慢慢調適，然而照護的重擔也可能來得又急又快。某些照護工作只是暫時的，因為被照護的至愛親友終可復原，並相當大程度地恢復獨立狀態——或告別人間。但某些照護工作卻要持續數十載之久。

照護者提供的協助千差萬別，也難怪有許多根本沒被認知為「照護」了。很多人把照護與高強度的個人看護聯想在一起，譬如幫助病人上下床、洗澡、如廁、餵食穿衣等。個人看護確實屬於照護者的工作範疇，但無償照護者所提供的協助卻遠遠不止這些。我所接觸、訪談的照護者提供了各種協助，包括爭取適當受教權的法律訴訟工作、跨醫療小組的協調與介入、從早到晚的服藥與管灌餵食、執行物理治療、職能治療以及語言治療、尋找、購買以及維護行動輔助器、專業病床與升降機、為了滿足受照護者的需求而改變房子格局、為了受照護者的需要，調整全家人的生活作息、爭取受照護者出入公共空間的權利、提供財務支援、陪伴、準備餐點、充當司機，以及給予情感支持。此外，甚至有些孩子在父母無力照顧家庭時，獨立撐起一個家；當戒酒後的酒鬼父母再次酗酒時，努力收拾殘局；或者參加永遠開不完的會，試著讓那些理應更清楚狀況的老師們，瞭解有發展障礙的孩子需要些什麼。照護工作也可能代表在特定情況下，成為比大多數醫生更瞭解病況的專家，特別是當照護者所協助的對象，是無法為自己發聲的一群。

能夠得到支薪照護者、個人助理以及短期照護支援的人，要面對的又是一堆完全不同的問題。許多申請社會福利基金來支付照護者時薪的人，為了尋找願意接受時薪待遇的合格照護者而頭痛不已。躺在基金帳戶裡的錢乏人問津，最後只能原封不動地循原路回到政府手中。如果受照護者的狀況變得太棘手，支薪照護者可能會辭職。各地區所提供的暫時照護中心與夜間照護，可能完全不適合照護者所協助的對象。由於任何基金補助都需要文件做為申請憑據，因此支薪照護者與無償照護者之間所涉及的文件作業複雜度，很可能與一名醫療專業人員所要處理的文件相當。為了讓某些社會福利補助到位，很多人發現自己陷入法庭訴訟，還要處理一些連受過訓練的醫療行政人員都覺得很困難的紀錄資料——而這所有的事情，都必須與提供家人照護與協助同時進行。

身為照護者，通常也意味著要充當病人的發言人、治療師、教育法專家、財務專家、護理師、心理醫生，而更重要的角色，是當一個照護協調人，與至愛至親的受照護者所需要的每一個醫療機構、社會福利機構與教育機構保持聯繫。照護與協助他人所要付出的代價，絕不僅有實際陪伴的時間以及情感支持的精力。

照護的代價

照護至親至愛並不是什麼稀奇的事，而是最普遍的人性行為。只不過無償照護的代價非常高昂。二〇一八年，英國照護者協會與喬・考克斯孤獨委員會（Jo Cox

Loneliness Commission）發現百分之八十的照護者因為自己的照護角色而感到孤獨，或被社會孤立。照護者協助與改善至親至愛的生活、讓家庭免於破碎，政府因為他們巨大的貢獻而省下數十甚至上百億英鎊，但他們自己卻失去了與社會的連結。照護者當中，半數為了能有足夠出門社交的機會焦頭爛額。三分之一的照護者表示極難開口和其他人談論自己的照護者角色，為此，他們感到孤立。

在經濟上，擔負了照護者責任的人，可能捉襟見肘，許多人為了協助至親至愛，都必須減少工作時數，或直接放棄工作；照護者津貼是全英國金額最低的補貼。那些照護時間超過十五年，以及每週提供三十五個小時以上的照護者，是最可能遭遇經濟困頓問題的一群，而英國目前每週提供家人五十個小時以上的照護者人數，超過一百三十萬。失能孩童中有百分之四十生活在貧窮環境中、六分之一經常性地處於三餐不繼的狀況、四分之一則是沒有特殊器具，也沒有適應訓練的輔助。這樣窘境的主要成因可能是失能孩童無法利用一般性的育兒設施，讓父母極難兼顧工作。此外，受雇於人的工作缺乏彈性，再加上常常必須陪同孩子回診，都使得為人父母者除了放棄工作，沒有其他選擇。相較於正常孩子的母親中僅百分之三十九沒有工作的比例，失能孩童母親沒有工作的比例高達百分之八十四。而男女同工不同酬的現況，更增加了女性放棄工作時薪，承擔無薪照護責任的可能性，進而影響她們積攢退休金養老的能力。

儘管扛負起無償照護責任的男性愈來愈多，但大部分的照護工作還是落在女人的肩膀上；全世界百分之七十五的無償工作都是女性在做。女性不但因為阿茲海默症而去世的可能性比男性高，她們提供癡呆症病人二十四小時高強度照護的數量，也比男性高出了二點五倍。整體而言，百分之五十八的照護者是女性，但領取照護者津貼的女性數量卻更高達百分之七十二（這些女性的照護時間，一個星期超過了三十五小時）。

另外，提供密集照護也引發了健康後遺症。英國百分之六十一的照護者表示自己身體健康狀況不佳是直接源於照護工作；百分之七十二的照護者認為自己的心理健康出了問題。相較於非照護者，照護者和慢性疾病患者或失能者同住的可能性更高，因此焦慮程度也比一般大眾高出兩倍。瞭解了這些問題後，我們對於百分之四十五的照護者快樂指數低於一般大眾百分之七十五的結果，應該就不會感到訝異了。

照護者面對的是難以克服的壓力。過去十年間，這樣的壓力在英國只增不減，因為撙節政策刪減了國家健保局與社會福利預算，使失能者更難取得協助，家人與親友肩上的重擔也因此益發沉重。撙節政策的代價高昂。它不僅讓日復一日協助至親至愛的照護工作更加困難，更影響了窮困者以及弱勢者的身心理健康。另一個問題是主流媒體對於失能者的妖魔化，包括各種詐領補助的新聞，以及暗喻失能者所耗費的國家成本損害所有人利益的語言。事實上，在英國的各種補助中，殘症相關的詐領比例是最低的。

若正視這些數字，就不可能不去質疑為什麼照護者面對的各種現實，沒有成為更公開、更廣泛談論的議題？畢竟我們大多數人這輩子都很可能要面對照護這件事，而且照護者的人數確實也在逐年增加。現代人壽命之長，前所未見，因此我們必須與失能、慢性疾病共處的時間也愈來愈長。然而我們當中的許多人卻難以開口討論自己提供給至親至愛的協助。政治人物以社會福利為題發表長篇大論，但焦點卻全部放在老年人身上，就好像數量龐大、處於工作年齡的失能者與失能孩童都不存在，而照護也不過是人在臨終前才需要的事情。

提供照護的人，甚至可能要好幾年才會被認定是照護者。這表示當照護者向外尋求援助時，他們通常已經被社會孤立，並已陷入了亟需協助的困境之中。儘管就財務與實際層面上，政府機構需要提供更多的協助，然而當下卻有個涵蓋了整個社會面的更大問題存在——我們該如何創造一個讓照護者不再懼怕談論發生了什麼事的環境？我們該如何在主流文化中將照護者的角色正常化，讓大眾分享並知道我們的故事？我們該如何確實認知到失能與慢性疾病，其實是正常且普遍的經驗，而且在這樣的氛圍下討論失能與慢性疾病的議題？

接受診斷結果

當我逐漸接受了兒子的診斷結果，初期慌不擇路地搜尋所有可能協助的急迫感也開始消退後，我的腦子裡反而充斥了更多問題。我知道自己必須設法儘可能去過一個充實的人生，或者說我**應該**找到這樣的方法。如果說和母親的相處讓我學到了什麼教訓，那就是我的能力要比自己以為的更強大。但是我們究竟該如何在同時面對許多財務、體能以及情感限制的情況下，以照護者的身分過日子？當我在搜尋、閱讀以及探討各種想法時，我意識到周遭事物正在因為我而改變。儘管表面看起來，我的生活困難重重——我是一個必須經營自己事業、照顧兒子高強度需求，而且永遠睡眠不足的單親媽媽——但實際上，我發現自己大部分的時間都很快樂。雖然現實一點兒都沒改變。

兒子還小的時候，我只能想像未來他說著話、他有朋友陪伴，以及他毫不費力地處理生活最基本事物的畫面。然而現在，在我以為會讓自己超級悲慘的現實生活中，我竟然見鬼的相當快樂。亞瑟現在十歲了，在口語表達方面，只能使用極少數的詞彙，從傳統的角度來說，他沒有同齡的朋友、他無法玩任何需要等待或輪流進行的遊戲，因為他不知道等待或輪流的意義，需要大人強力介入。亞瑟上的是專業學校，而且為了他的安全，需要一對一教學。雖然有些時候我們會碰到非常艱困的挑戰，但我真的認為自己很快樂。亞瑟確診後的那幾個月，我想像著自己有個失能兒子的未來，世界似乎只剩下了蕭瑟與淒楚。但這樣的心態，有部分在接下來面對的挑戰中，自然而然的得到了調整。這絕非只是習以為常的結果。

當我看著兒子下定決心，不論他能不能說出一個字，也不論他是否可以獨立，我們一定要過著快樂的生活時，事情就出現了改變。這樣的轉變一點都不容易。有時候我覺得自己在獨自抵抗文化壓力的狂潮，因為不論是我們的文化還是身處的環境，都認為陷入這種環境下的我，應該要過得既悲慘又痛苦。

然而，做為一個照護者，我卻有著令人難以置信的特權與地位。我是個中產階級、身心健全的白人女性，擁有大學文憑以及一份有彈性的事業。如果連我都認為協助一個失能孩子是件困難的事情，那麼顯然可以斷定貧窮、缺乏教育管道、制度性的種族歧視、居無定所、童年創傷、學習障礙、失能與慢性疾病、性別暴力，以及語言和文化隔閡，都會使得取得支援的道路**更加**困難重重。當我在青少年期照顧母親的時候，母親有能力聘僱支薪照護者一週幫忙幾個小時、有保險可以支付她的住院費用，她也有自己的房子，所以我們不會面臨遭房東強制驅離的危險。這一切都讓我這個少年照護者的生活輕鬆許多，然而這些卻是許多人難以企望的奢求。

為了讓失能者以及協助失能者的人可以表現出最好的一面、獲得每個人都有權得到的東西，我們就不能讓自己的故事一直存在於陰影之下。當下，呈現在主流文化中的照護與失能，不是可憐可悲的描述，就是激勵人心的故事。然而真正的事實是：我們都不過是普通人，我們都只是盡己之能來幫助自己所愛的人。如果我們可以向這個世界打開一扇門，讓世界看個清楚，或許我們與朋友之間的交談就會變得容易一些，或許我們心愛的人、醫師、老師，就能夠對我們的恐懼有更多一點的瞭解，也或許，其他的家人可以看到我們所承受的壓力。身為社會的一份子，我們都需要進一步地去落實、伸手援助那些更需要幫助的人。而最需要幫助的人，莫過於那些太過忙碌或根本不知道自己一直以來都漠視自我需求的人，以及那些在開口求助前，就很可能因為照顧他人而將自己燃燒殆盡的人。

從親身照顧母親、到現在照顧兒子的經驗中，我同時見識到了人性中最美好與最醜陋的事情，這些事情讓我的眼界大開。我曾經因為恐懼與內疚而苦惱不堪、抗拒任何他人對我的要求，我也曾體會到過最令人無法置信的喜悅、用自己從未想像過的辛苦去愛人，更曾無數次地把哭到在地上的自己重新撐起來。

降低寂寞的程度

本書的目的不是要淡化我們照護者所面臨的嚴重困難。這本書解決不了住屋的麻煩，也無法幫忙尋找適當的支薪協助者，讓照護者可以回到工作職場。本書無法幫助你家的失能孩子入睡（對於這點，我很抱歉），也無法降低你面前堆積如山的書面文件高度。但我真切地希望你可以和我一樣，因為其他照護者的故事，而不再那麼寂寞、不再那麼頻繁地成為凌晨兩點時，唯一一個無法入眠的人、不再那麼懼怕開口談論門後所發生的一切，我希望你可以讓自己有更多的能力，清楚看到自己在一個極其艱困的環境中，做得有多好，同時看到自己生命中其實存在著從未想像過的歡樂。

在我還不知道自己身上扛著「照護者」三個字的青少年時代，真希望有人可以把這樣的一本書塞到我手上。這也是剛接到孩子診斷結果的絕望時分，身為母親的我拚命想要尋找的一本書。這本書所涵蓋的人與故事，只不過是所有走在類似道路上的人未曾吐露過的所有故事中的滄海一粟，其中許多人都因為努力而正在茁壯。因為深深的好奇心驅使，我一直都想瞭解自己身為照護者所發生的一切。

我想知道，為什麼我們當中有許多人難以開口暢談自己的經驗？當我以失能兒童的母親身分開始這趟照護者旅程時，我看到自己對於完美的要求愈來愈高，但在這個致力於完美主義的心態背後，是什麼？身處在一個一提到失能或疾病，就被自動認定為人類所能遭遇到的最大悲劇，而且讓這種想法始終歷久彌新的文化中，是如何形塑了我們這些照護者的經驗？當我們的生活走向完全脫離自己控制的方向時，我們應該如何調整自身？我們應該如何要求、以及得到自己所需要的東西？我們該如何處理心中強烈的難過感覺？在一個人過世之前就為他感到悲痛，有什麼樣的意義？當我們雙膝跪地、殘破不堪，確定這樣的日子自己連一天都捱不過去，更不要說要撐過許多年時，我們該如何一步步地走下去？

要在一本書裡裝下照護者所面對的所有經驗，當然不可能。各種情境、處境或關係也無法一書以蔽。但在其他照護者的對話中，我發現儘管大家可能各自面對不同的挑戰，其中卻仍有許多共同之處。就像協助母親的經驗塑造了我照護兒子的方式，照護行為其實遠遠超越了特定關係的嚴格制約——因為從彼此的經驗中，我們可以學習到的東西有太多太多。

在這本書裡，你不會看到類似申請照護者津貼、行動受限者的最佳室內改建，或如何在教育法庭上代表自己孩子發聲等等這類實際資訊。我把這些問題留給各個領域的專家去解決。

另外，讀者會在本書中發現，我除了解釋與照護者同住者的失能或受損情況外，很多時候我並沒有詳細說明他們提供給被照護者的協助內容，甚至也沒有提到照護者所提供的特殊照護。這麼做是為了保護當事人的隱私。我想讀者很清楚，我們根本不需要知道病人洗澡是否需要協助這類細節，就能夠瞭解以及掌握到提供其他人照護協助的重點，以及影響到他們生活的方式。

只有在與本書內容有關，而且也得到了當事人的同意時，我才會揭露部分細節；

若是與本書內容無關，或者當事人認為事情過於私密，這些內容就不會被寫出來。

本書中出現的所有訪談，都是得到了照護者以及他們所照護的對象同意後，我才將他們的故事分享出來，若情況許可且適當時，我也會與接受協助的人談一談。如果受照護的對象是個孩子，我會讓他們的父母決定書中可以提到什麼樣的細節，儘管我本來就已排除了所有與梳洗、如廁這類個人照護直接相關的一切內容。此外，為了顧及當事人隱私，我變更了某些故事中的人物姓名。

儘管身為照護者代表了許多不同的意義，包括遠距離協助、一週提供數小時的幫忙、或在對方生命的終章中，密集照護一小段時間，不過我的焦點大部分都放在在長期照護的故事與經歷上，亦即那些已經當了照護者多年，或者未來仍有很長一段照護之路在等著他們的人。這些照護者所看顧的至愛至親，有些在告別人世前，只能面對無法逃避的緩慢退化、有些則是本身還有很長的生命旅程，但沒有照護者的協助，他們完全無法自理。每一個故事都有其獨特的複雜、恐懼與憂慮。每一對照護者與被照護者之間的關係，也都有著只屬於他們的挑戰與眷愛。

生下亞瑟的那天晚上，我雙手抱著他，站在悶熱得令人窒息的病房裡，向他介紹在我面前延伸的倫敦市。大笨鐘、國會大廈，那些因為舉辦聖誕宴會而在我們眼前穿梭而過的燈火通明遊艇，以及頂著紛飛雪絮，疾步穿越西敏橋的人。提早降臨人世的亞瑟，小小的，但剛好又大到不需要特殊照護。我垂眸看著他那小小的臉，想著他出生的那一刻，助產士發現他沒有呼吸的畫面。小傢伙立刻被送去病房另一端的復甦桌上，一小會兒後他才開始哇哇大哭。如此深愛著一個生命毫無保障的小寶寶，是件危險的事情。一股抵擋不住的感覺突然洶湧而至，讓我完全不想知道未來會遭遇到什麼事。那一刻，兒子就在我的懷中，安好無恙，什麼事情都不重要了，我當時這麼想。我很高興那天晚上的我，對於未來我們母子即將陷入的情況一無所知。我想，以前的自己一定不相信我可以處理我們母子倆的處境。不過日復一日，我睜開眼睛後就抱著兒子，幫著他過每天的日子，處理所有與他相關的事情，一如數百萬名其他的照護者。僅是因為這樣，身為這個世界的一份子就是一件有價值的事情，而在此之前，我從不認識這樣的價值。得到了兒子的愛，一切都值得了。

第一章

照護為什麼會是一件如此難以啟齒的事？

WHY IS IT SO HARD TO TALK ABOUT CARING?

在拉雅（Rayya）生病與臨終的那段時間，我絕對是個不稱職的照護者……我曾經下定決心扛下照顧她的責任，打算用卓越的表現、尊嚴、耐力、能力、全副精神、優雅的態度與毫無條件的愛來照護她。然而，朋友們：我失敗了。一次又一次地失敗了。我被徹底打垮。疲憊至極、滿心哀傷、氣她是如此一個不配合又不知感恩的病人、也惱怒每一個不同意我照護方式的人，更憤恨上帝放任她離開人世，把我徹底打垮了。我敗得一塌糊塗，欲振乏力。

——作家伊麗莎白・吉伯特（Elizabeth Gilbert）

母親和我並排坐在她的車子裡。這個時候的我才剛畢業沒多久，拿著剛到手的駕駛執照，出行時，方向盤大部分都掌握在我的手中。母親的心情惡劣；我覺得很快要上演一場母女大戰了。隨著她的言辭愈來愈突兀、嚴厲，防衛性愈來愈強，空氣中也充斥著那種熟悉的刺痛感。我不記得一開始我們在談些什麼，也許是我馬上就要出國的事情。接著，就像我們之間眾多似乎都來自相同引爆點的爭吵一樣，毫無預警地，她告訴我前一天和我們共進午餐的一位她的老友，早上在電話上對我有諸多抱怨。她說這位朋友覺得我很不孝，對母親粗魯、不耐煩又無禮。母親毫不誇張地用尖銳的語氣把這些話噴在我的臉上。「你看！」她這麼對我說，就像是要證明她不是唯一一個認為我對她既無禮又不耐煩的人。

我震驚極了。我從小就認識母親的這位朋友。母親繼續發洩憤怒的同時，我的臉也因為羞愧而熱得發燙。在我們準備把車子停在我的房子前時，我終於把一些話整理組織起來。「這段時間她在哪裡，媽？」我問，「過去五年她人在哪裡？」我熄了火，並對她說我得盡快去店裡一趟，一會兒就回來。等母親下車走進屋子後，我開車沿著寂靜的市郊街道走，然後找了一個地點，在路邊停了下來。我就在這個地方，對著方向盤，哭了二十分鐘。

母親的朋友說的對。那天午餐時，我對母親的確粗魯又不耐煩。過去七年，從我大概十一歲開始，就常常在母親進出醫院之際，自己照顧自己。我曾坐在她身邊，聽她一遍遍重複著超過我那個年齡認知的故事、看著她在床上一躺就是好幾個星期，並在她忘了出席她答應我要參加的學校活動時，努力讓自己看起來不會太沮喪。等我再長大一點時，為了阻止她醉醺醺地開車，我幫她去店裡買酒買菸。我騙她說一切都沒問題，因為我知道如果她認為我無法適應，她的憂鬱狀態只會愈來愈嚴重。這一切全都讓我在某些時候變得有些不耐煩與無禮。我也會回嘴與反抗，即使她已經醉得無法自我控制。當母親狀況正常時，我會豎起自己的防衛系統，小心翼翼地不讓她來打擾我，因為我知道當她情況重新變得糟糕時，正常的母親就會消失。我恨透了讓自己變成這個樣子的環境，而在他人指出我的不孝時，更讓我感到一股燒穿自己的羞愧。

那些年，母親只要嚴重發病，就會去一家私人診所住院兩個禮拜。心理醫生常常告誡我：母親住院後三、四天內不要去探視她，所以我必須等到她度過最初的危險期（自殺監控的修飾性說法）後，才會在她接下來的住院期間每兩天去看她一次。那些探視的經驗非常不愉快。一開始，我會聽著母親因為害我失望，一而再、再而三地道歉，我則是一而再、再而三地向她保證她沒有讓我失望。然後，母親的心情隨著時間一天天過去而有所改善，等我再去看她時，她身邊總是圍繞著許多人，他們全都是無可避免地被母親溫和與深具同理心的態度吸引過來的病人。有飲食障礙問題但父母不在身邊的年輕女孩，受到了她如母親般的照顧，其他各種精神失調的男女，也因為她的坦率與善於接納他人而受到吸引。母親照顧他們、聆聽他們要說的話，用一種從來沒有用在我身上的方式肯定他們。在她當時的脆弱狀態中，我這個做女兒的人所傳達出來的感情，對她已經成為一種過於沉重的負擔，但是陌生人的感情似乎就不會帶來相同的困擾。我發現其他住院病人可以毫無壓力地向母親傾吐一切，這讓我感到惱怒與憤恨。我吃了非常多的苦頭才終於瞭解，我再也無法向母親訴說任何事情了。

我很清楚這不是母親的錯。我知道母親病了。但我依然非常氣她。我覺得自己失去了媽媽。然後我又會因為母親病得這麼重，我卻只顧著自己而感到難過萬分。我怎麼能對一個無法掌控自身所有事情的人生氣呢？我對於她疾病的憤怒，最終爆發成了對她的憤怒，但同時，我又對這樣的憤怒感到極其羞愧，以致於我從未向任何人開口談過這件事。我學會了在我的母親以及其他人面前隱藏自己的感覺，因為我想為了母親而堅強。

把自己身為照護者所遭遇的一切訴諸於言辭，可能給我們帶來一種背叛的感覺。因為疾病或傷殘並不是發生在我們身上，而是發生在我們所愛的人身上。那麼在照護的一切過程中，我們感覺的空間在哪兒？憤恨、惱怒或沮喪這些背叛自己的情緒，並不是我一個人獨有的經驗。因為生理病痛、心理疾病或受創的認知能力而辛苦過日子的人，是我們協助的對象，不是我們……因此對自己內心的風暴三緘其口，感覺比較安全。但是就算身為照護者的我們並未親身承受病痛或傷殘，我們的整個生活卻也可能出現了戲劇化的翻覆。我們可能需要面對不同程度的壓力，以及從來沒有經歷過的外部要求。

我的母親是個既聰明又討人喜歡的女人，我們兄妹的生活曾經是她生命的重中之重。以前，父親出差的時候，她花上大把時間照顧我們，離婚後更是全時段地身兼父職。她管理的家，隨時歡迎我們所有的朋友，大門也隨時開放迎賓。母親美麗、人緣好，又和善。她總是最先自願伸出援手的那個人，而且永遠設身處地為人著想。現在，在心理醫生的私人診所裡、在她臥床的好幾個禮拜期間，母親的一切特質毫不協調地與她的癮病、遺忘和吝惜付出並存。我要如何人分享這些事情中的任何一件，卻不讓對方責怪母親？或更糟的，讓大家以為她是個不稱職的壞媽媽？我想保護她。我不想大家因為她現在的狀況而改變對她的印象。她依然是我的母親。

這其實是照護者在許多情況下實際面對的問題。只因為你在妻子努力卻依然力有未逮之時，為她把食物切碎、分藥，或者在她看醫生時，代表她回答問題，並不代表你的妻子就不再是你的妻子了。她依然是那個曾經管家、決定所有家務事情，以及為你扶養了好幾個孩子的女人。談論長期親密關係所發生的改變，是一件極其困難的事，甚至可能像是一種背叛。只不過當我們無法訴諸於口時，我們的需求就可能埋沒在其他更緊急的需求事項當中。許多照護者終於瞭解到自己再也無法保持沉默之前，都經過了慌亂與不支的階段。

不論是因為充滿矛盾的感情所衍生出來的羞愧，還是為了想保護我們所照護的人，身為照護者的我們要使用自己的聲音時，往往手足無措。照護者其實是很脆弱的一群，卻又比我們照護的對象強壯。當我們所愛的人有更緊急的需求時，我們該如何為自己的想法、感覺與需求留出空間？當其他人不僅是因為恢復健康，甚至常常是為了活下去而依賴我們時，有時候我們會覺得保持沉默才是正確的。只不過這代價太高了。

照護另一個人會使許多感覺浮出表面，特別是當照護拉成了長長的日子之後，更容易產生各種難以察知的醜惡感覺。看見其他照護病人或伴侶的照護者能夠繼續不變地維繫原有關係，令人心生嫉妒；看見其他不需要照護他人，有充分自由去決定如何運用時間、如何隨心所欲地生活，或者毫無限制地去選擇工作的人，令人心生怨憤。

他人不同的需求程度以及自己缺乏的協助，令人心感不平。或每次因為要喘口氣，而把心愛之人交由支薪照護者照顧時，也會感到內疚，即使知道自己十分需要這段喘息的時間。而每當想起自己必須無奈放手的生命道路、或必須拒絕的機會，也會產生深深的悲哀之感。就算這些感覺其實再合理不過，但是一旦出現在照護環境當中，就會為當事人帶來強烈的羞愧之情。矛盾的是，這些感覺是出現在充滿愛的照護行為中。因此，即使是要對自己承認這些感覺存在，都可能極其困難，遑論與他人談論了。也因此，我們因為照護者責任而承受的生理與情緒傷害親密，即使是親密的朋友與家人，或許也毫無所知。

根據報告，照護者的孤獨感較一般大眾高出七倍，焦慮則高出兩倍。而且那些提報孤獨感的照護者，心理與生理健康的惡化程度，更比沒有孤獨感的照護者高出兩倍。在美國，百分之四十到七十的照護者有憂鬱症的重要臨床徵候，而且這些人當中，大約一半都符合嚴重憂鬱症的標準。除了在照護期間要有例行的休息時間外，根據報告，可以協助照護者緩解孤獨感的第二個重要關鍵，是社會的理解。但如果我們當事人始終緊閉著嘴，把自己藏在世界的視線之外，那麼我們永遠也不可能得到更多理解。

不認同「照護者」這個詞彙

七年前，莎拉．羅伯斯（Sarah Roberts）的兒子出生後沒多久，醫生就診斷出他是唐氏症患者。她向我描述醫生告訴她這個消息時，她腦子裡出現的鮮活畫面：一個悲傷的老婦人與她的中年兒子，兒子穿著一身幼稚的服裝，儀容不整，頂著滿頭像狗啃的髮型。兩人手牽著手慢慢地在購物中心逛著。當下那一刻，自己成為想像中那名老婦人的恐懼緊緊抓住她，讓她痛苦難忍。她不知道這幅畫面是從何而來，但在她聽到「唐氏症」的那一剎那，這幅畫面立刻就進入了她的腦袋。後來，因為那幅畫面與她目前的生活相距了不止十萬八千里，受到激勵的她決定在社群媒體上和大家分享她的生活。她希望其他人若接到了如此意外的診斷結果，在他們腦中出現的畫面，會是他們的孩子與一家人所共享的充實家庭生活影像——有挑戰，也有歡笑——只不過在這樣的家庭生活中，也包含了失能這個部分。

我和其他扶養失能兒女，或與失能伴侶、父母同住的照護者交談時，對「照護者」這個詞彙的不認同是經常被提及的議題。有些人直率地告訴我：他們不喜歡這個詞彙或它隱含的意思。對許多人而言，「照護者」是個悲哀的角色——是一個為了服務他人而過著隔離生活的人、是一個扛負累人的勞力工作，並且沒有經濟能力的人，他們照顧著另一個完全依賴他們的人。由於對失能與照護問題避而不談，已是如此司空見慣，因此在聽到這麼多人說他們不認同這個詞彙時，我其實並不怎麼驚訝。照護是其他人做的事情。很多人告訴我他們只是善盡父母、夫妻或兒女的責任，外加一些額外落在他們頭上的義務而已。換成十四歲的我，也會這麼說。我並不知道當時還是青少年的我，碰到母親有時候連著好幾個星期不出臥室房門一步時，扛起母親的責任，確認母親平安、有進食、還活著的情況，已讓我不僅僅是一個女兒，也成了一名年輕的照護者。

我與莎莉·德比（Sally Derby）談天時，她說把「照護者」這三個字冠在她丈夫的頭上，是件相當不容易的事情。莎莉罹患了多發性硬化症，有視力受損的問題，她當了多年的中學教師，直到她覺得再也無法勝任工作。她說照護者給人的印象通常是清理體液的人，而且這個詞彙還會降低這段關係在他人眼中的地位——因為大家只會記得照護者這個部分，但那卻不是兩個當事人之間所感覺到的，她這麼說。他們首先是夫與妻的關係。只不過丈夫還額外提供了照護妻子的協助。

在任何一個時間點，英國每八個人當中，大概就有一個人正在提供其他失能或慢性病患者協助。我們每個人一輩子當中，幾乎都會在某一個時間點成為照護者。照護者是那個當你在咖啡店排隊買咖啡時，站在你旁邊的人、是和他們的孩子一起在公園裡玩耍的人，也是你在工作場所中一起開會的人。但要承認自己是個照護者，對許多人來說，會帶來很多恐懼。他們恐懼被憐憫、恐懼在面試時提到這件事，會害自己得不到工作；他們恐懼未來會更孤單、恐懼自己失去其他的身分，從此被「照護者」這個巨大的角色、以及在社會中的低下地位所吞噬。更重要的是，照護者這三個字，代表公開承認我們深愛的人若沒有我們的協助，就無法自理。這三個字代表直接面對我們至愛至親的疾病、失能，以及他們可能的死亡。對許多人來說，不論他們與自己協助的對象關係為何，這都是非常困難的過程。

儘管照護者的性別差異正在慢慢縮小，但照護的工作，似乎大部分仍落在女性的肩頭上。一如許多在傳統上就屬於女性的工作，照護這件事的價值，不論是照顧孩子，或協助失能、年邁的親人，在我們的社會上都遭到了嚴重低估。支薪照護者的薪資，在英國屬於最低的一群，這份工作需要付出極大的體力與心力，卻通常只能換取到最低工資。至於不支薪的照護工作，也經常受到相同的眼光，被視為絕大部分由女子負責的低社會地位工作。在英國，由不支薪照護者所提供的工作價值，預估約合五兆三千萬台幣。在美國，這個預估數字是十四兆台幣，比付費的居家照護以及聯邦醫療保險一年的總和還多。這個數字相當於世界最大公司沃瑪特（Walmart）的營收。用前英國照護者協會執行長海倫娜．赫克洛茲（Helena Herklots）的話來說，那些能夠提供無償照護的人數就算只下降一點點，也會為經濟帶來災難性的打擊。儘管無償照護者缺乏社會地位，卻是絕對必要的存在。

然而，對像女兒是水腦症患者並需要使用輪椅的愛麗斯．班恩（Alice Benn）這樣的照護者來說，卻覺得自己給予女兒的照護工作受到了輕忽。她在生活中所碰到的人，給予她的評論是她都「不需要工作」，但事實上她必須二十四小時提供女兒需要的照護。愛麗斯羞於承認自己每週領取微薄的兩千六百塊照護者補助金。拉雅今年六歲，她所有個人照護層面都需要協助，而且終其一生都無法離開這樣的協助。她的各種醫療需求表示她看醫生的次數多到數不清、也需多次進行緊急的腦部手術。最後，當一所特殊教育學校終於接受拉雅成為正式學生時，愛麗斯卻對於回到工作職場感到莫大的壓力。身為單身母親，而且親戚都不住在附近，她必須在女兒待在學校以外的時間提供全部的照護，同時還要扶養另外一個身體健全的女兒。此外，愛麗斯在大學裡註了冊，擔任學校的助教，她這麼做的主要原因來自外界眼光的壓力，她不想一直依靠補助金過日子。然而女兒必須頻繁地去看醫生、住院，家有失能孩子，又得身兼母親與職業婦女的雙重身分，使她的日子過得極其辛苦。愛麗斯很快就發現助教工作超過了她的負荷，讓她無法好好照顧兩個女兒或自己。在我們見面談話之後，我腦子裡不斷迴旋的問題是：批評她領取補助金的人，不知道有沒有人願意以她的身分過一個禮拜，抑或與任何一位一週提供三十五個小時以上照護協助的人易地而處。

在與照護者對談的過程中，「憐憫」是一個不斷重複出現的議題。在提及自己的照護者角色前，經常會有人在我們的照護道路上攔在我們面前，揚著頭、淚光閃閃地說著「啊，那一定非常辛苦」，令人害怕。我們的生活或許充滿了挑戰，有些甚至難如登天，然而令大多數照護者在談論時都面露驚恐與悲哀的事情，卻是憐憫。我們不僅要應付無眠的夜晚、與醫生和老師的無盡會談，以及個人的照護需求，還必須處理別人因為想像我們的生活必然會是什麼樣子而產生的憐憫。如果實際環境中的孤立還不足以打倒我們，那麼心理層面所感到的孤獨，就可能讓我們從懸崖墜落。同情或憐憫成了另外一種提醒，提醒著我們：擁有照護經驗的自己，是孤獨的。於是我們心裡豎起了自我防衛，從而決定把生活的一切細節全鎖在自己心中，直至碰到那些擁有相同經驗，可以讓我們感到安全的對象。

有些與照護者相關的敘述流傳廣泛，且相信者眾，但大多都不是事實。坊間認為照護者不是天使就是可憐人，前者具備了凡人沒有的度量與能力，後者則是半輩子都陷在辛苦的勞力工作中。大眾對於失能者與慢性疾病患者的態度依然非常惡劣，以致於要成為一名照護者，你若不是需要變成超人，就是得變成可憐蟲。在網路上，許多失能者遭到辱罵，甚至出現他們的母親應該把他們打掉的言論。夫妻中有一人明顯失能的時候，總是有人會對他們說兩人的關係「不正常」。儘管有明文規定，但商店、餐廳以及公共運輸工具仍無法讓輪椅使用者暢行無阻地進入或使用；就算他們可以進入這些地方，也沒有適合他們使用的盥洗設備，因此輪椅使用者常常覺得自己在這些地方並不受歡迎。失明者，特別是失明的女子，總是抱怨在公共場合被粗暴推擠，而且當他們要求陌生人不要觸碰自己時，還會遭到謾罵。類似的日常事件不僅會影響失能者的生活，也會影響照顧這些失能者的人。這些到處可見而且依然經常被社會接受的態度，在照護者的眼中，代表的是除了最親近的圈內人外，面對其他人一律閉緊嘴巴，會讓日子輕鬆很多。

對於照護者的描述，在我們的文化中，通常都會添加天使概念或犧牲小我的超級英雄特質，但這種描述的傳播，不但對降低真實生活中照護者的內疚感毫無助益，反而會讓我們覺得自己能力不足。其中特別流行的一種形象是英雄般的母親照護者，只用一滴小小（以及吸引人）的眼淚，就能夠游刃有餘且完全不為自己著想地完美扮演照護孩子的角色。想一想二〇一八年電影《奇蹟男孩》（*Wonder*）中茱莉亞・羅勃茲所飾演的奧吉（Auggie）母親一角。她開開心心、毫無怨言地把自己的一輩子奉獻給了臉部嚴重變形的兒子，並且陪他動完了後來的好幾次手術，她唯一的缺點，就是沒有給正常的大兒子足夠的關愛。因此儘管她並不是一個完美的人類，卻是一個接近完美的照護者。

只不過對大多數人而言，事實是：照護就跟所有人的餘生一樣，有時很棒，有時很糟，至於絕大部分的時候，都是平凡普通。然而傳統的照護論調，不但拒絕認知事實，還會把我們塞入激勵人心的故事、肯定人生的女神框架當中，或將我們與大家臆想出來、因為劇烈痛苦而令人感到遺憾或伸出援手之人畫上等號。這樣的情況其實對數以百萬計背負著照護角色的普通人，以及他們所照護的人，都造成了嚴重的傷害。當個照護者一點都不容易，有時候還會遭遇極難解決的事情，但是加上了他人的憐憫或過份的尊崇，這個角色的扮演只會難上加難。

在為《彈射》（*Catapult*）雜誌寫的一篇文章中，蘿拉．朵沃特（Laura Dorwart）提到我們之所以常常在談論自己的照護者角色之前謹思慎想的原因，是基於大眾無知的預設。她的丈夫傑森．朵沃特（Jason Dorwart）博士是一位全身癱瘓的戲劇系教授。她描述親身經歷過的各種怪異行為以及令她身心俱疲的反應，讓她覺得僅僅只是提到自己丈夫的狀況，都會為他帶來傷害。她發現自己必須向談話的對方一再保證情況其實沒什麼大不了的，並面對對方因為假設她的生活必然可怕而「滿溢著憐憫」的雙眼——以及經常伴隨而來、同樣滿溢著憐憫的聲調。套用她自己的說法，在這些人心中，她的丈夫正在從一套失能者的靜物畫作全集，降級到沒有人格也沒有特質的「四肢癱瘓」這種單一描述。在這些人的假設中，身為他妻子所扮演的照護者角色，也必然走在單線道上。然而相較於她丈夫所給予她的支持，她承認自己提供給先生的協助其實少之又少。照護是條雙向道，可惜在一個對於失能只有憐憫與恐懼的社會裡，很多人根本無法想像一個坐在輪椅上的人，與一個能夠正常走路的人之間，可以存在著和諧與互惠的關係。

儘管有些人覺得站在自己的立場去憐憫別人，是件再自然不過的事情，然而這種憐憫的分量卻可能極其沉重。這又是另一種照護者必須時刻扛在身上的重擔。只有老天爺才知道照護者身上的擔子究竟有多重。母親自殺時，我二十二歲，關於母親的死因以及折磨了她十一年的疾病，一直都是我刻意閃避的話題。我並非是為母親感到羞愧。我閃避這些話題，是因為我想要活在一個堅持「愛孩子的母親不會自殺」的世界裡，我想保護有關母親的記憶。母親愛我們，而且因為想要為我們而活，她奮戰了十一年。母親因為心理疾病而去世的事實，並沒有改變我所認知到她對我哥哥和我的愛。我以為只要不談這些事、不提起我曾經是她眾多照護者之一的那些年，我就可以在一個充滿了論斷的世界中，護住自己的母親。另外，我也想在令人不舒服、滿溢著憐憫，而且最後總是變成我在安慰對方的談話中，把自己給救出來。母親走的時候太年輕，我常常因為這件事而悲傷。但是她並沒有虛度她的人生，而且她的自殺絕非自私。這樣的談話內容令人備感疲倦。絕口不提，會輕鬆很多。

這些日子我常常與新客戶一起工作，午餐間的閒聊焦點很自然地轉到了工作之外的生活、家人與朋友。每一天，我都可能感受到大家聊天的方向，正朝著我必須提到兒子失能狀況的方向而去。有時候我真的沒有力氣去解釋我們的處境，因此總是巧妙地轉開話題。其他時候，我很樂於聊聊自己家裡的情況以及與其他家庭的不同處；避開話題或侃侃而談，端看我的心情。然而談論這個話題的中心點，是我的一個冀望——期待其他人看到我們過著完整又滿足的生活。沒有人願意成為彼此比較後，被他人說成是「感謝老天爺，還好過那種日子的人不是我」的一方。所以，如果話題是由我提起，我就覺得自己有必要儘可能說明我們家庭生活的完整情況，讓大家明白歡樂以及正常的瑣碎事情，佔據了我們大部分的家庭生活，而這麼做，不僅是為了兒子、為了自己，也是為了所有扶養神經傳導疾病的孩童家庭。

就像蘿拉．朵沃特所說的，當大家自動自發地吐出「真遺憾」這三個字時，我們會覺得自己有必要向所有人證明自己以及失能家人的生命價值。外人對於她唐氏症兒子所公開表達的憐憫，已經讓莎拉．羅伯斯的感覺強烈到直接為自己的部落格命名為「不必為我感到難過」。向分娩後幾個小時的莎拉解釋他們懷疑她兒子罹患唐氏症的小兒科醫生，開口就是「很抱歉」，這三個字概括了失能者以及照顧失能者所面對的許多問題：憐憫、保持距離、臆測的悲慘。我們得花時間向他人保證自己一切都沒問題，而且常常為了做到這一點，甚至不能坦率地談論生活的辛苦與複雜的狀況，也無法暢訴我們可能需要更多協助的那些時刻。雖然我們的原廠預設模式是要我們在所有時候都保持正面心態，但這對任何人來說都是不切實際的期待。在一個照護者受到外人同情、失能者遭到差別待遇的世界中，相較於讓他人接受我們的生活，三緘其口或試著維持沒心沒肺的開心愉快，實在要容易得太多。

我在撰寫這個章節時，家裡正急急忙忙地準備去過暑假。對於任何一個大人必須工作的家庭，特別是家中孩子需要結構性且例行性輔導，才能擋住焦慮如排山倒海般湧至的家庭而言，暑假都是一段相當棘手的時間。當學期即將結束，本質混亂且鬆散的七週假期愈來愈迫近時，我的恐懼與驚慌也開始愈來愈強。我女兒很喜歡暑假，她需要遠離學校課業的休息、玩耍的時間，以及只有長長的暑假才能帶來的那種無聊，但是我兒子卻會開始騷動以及恐慌。我盡自己所能去規劃，可是這種恐懼又慌亂的感覺還是年年找上門。什麼樣的母親會如此害怕暑假？是害怕兒子即將面對的所有那些自由時間，會讓我成為一個失敗的母親嗎？不論是可預測性或規律性，我的安排不可能及得上學校的萬分之一，更不要說我還必須同時滿足女兒的需要、煮飯、整理家務，以及讓自己的生意繼續運作。我向其他家長請益，詢問他們的計畫、聆聽他們會在假期間帶在身邊的書籍、規劃的一日遊，以及與朋友到鄉間的即興週末旅行。言談中，我感覺到許多家長因為規律鬆綁以及把學校排程拋諸腦後，都相當興奮。我一點都沒有這樣的感覺，這讓我覺得愧疚不已。我亟想跟他們一樣，可是在我們眼前伸展開來的夏日時光，卻像是會讓我們迷失的無垠沙漠，令人恐懼。

其他的照護者也有類似的矛盾感覺——亟需喘口氣休息的需求過後，產生的是必須依賴收費陌生人協助的愧疚感，而那些陌生人絕不可能像我們這樣瞭解心愛親友的需求。我們很清楚自己照護的至愛至親無法從他們的病痛或失能中獲得任何喘息的時刻，因此我們**必須**離開他們去休息的事實就帶來了愧疚感。對某些人而言，當照護對象的生命即將走到盡頭，在感受到悲傷與失落的絕望同時，卻也清楚知道有部分的自己會在這一切結束後得到解脫。

這兩種真實也同樣並存在我的身上。我非常樂於當我兒子的母親，但若沒有他人的協助與讓我喘息的休息時間，我無法成為他的照護者。這兩種感覺的並存具有一定的矛盾性與悖離感，但卻是真實的存在。我想當一個百求百應的母親，就像那些照護心愛父母的兒女希望自己能夠事必躬親、無微不至，希望有機會償還幼年時父母的養育之恩，或像曾發誓不論「病痛或健康」都愛著對方的人，迫切地想要對自己的伴侶履行這個盟約。

我希望幾個無眠的夜晚不會影響我；我希望能在風雨和突然崩垮的環境中，能夠始終保持冷靜；我希望當兒子在屋子裡無精打采地晃來晃去時，我能有足夠的精力為他找回一些活力；我希望當兒子寧可專注在平板上，也不要我帶他玩耍時，我不會感到沮喪。我也希望自己在做煎餅時短短的轉身之後，回頭看到兒子在廚房各處灑滿麵粉、開心地把粉紅色的奶酪沿著屋頂飛旋噴濺、將巧克力碎片灑在廚房座椅上只為了觀察碎片形成的圖案，以及把食物丟出去以尋求刺激的這些時刻，永遠不會讓我感到困擾。我更希望自己不需要任何抽身而出的喘息時間，就可以一直維持在高度警覺狀態，確保他的安全，並有能力規劃出預防他焦慮行為的安排。當他在街上突然暴走，我必須能在超速行駛的車子撞倒他之前追上去抓住他；為了避免帶他去處理可能造成他壓力的雜事，我必須仔細規劃自己的一週；甚至把造訪朋友或生日慶祝會的行程都納入其中，全方位地評估亞瑟自傷或傷到他人的可能性。因為每次計畫出現疏漏或誤判了他處理狀況的能力時，最後倒楣的一定是我的小女兒。

我並非一直都是自己心中的理想照護者，但是我害怕說出這些感覺，會讓其他人把過失歸咎到兒子的行為上，讓他們認為「啊，你看吧，家裡有失能的孩子就是一件令人難過又沮喪的事情。」我很想大吼怒罵這樣的想法，因為這種觀念與我身為亞瑟母親所體驗到的事實並不相符。身為亞瑟的母親，是我這一生最大的喜悅之一。我想讓大家知道我所經歷的事實以及我所感受到的喜悅。我們的生命並不是只有黑與白、好與壞。我們的生命其實是人類體驗到的無數情感一起交織出來的作品。我只是不確定大家是否都知道這一點。

「你應付得過來嗎？」

提到專業人士與提供協助的服務人員，某些關於照護的真實狀況可能非常難以啟齒。為了取得補助支援，離開至愛至親，孤身一人待在空蕩蕩的米色臨床室隱密空間中，清楚說明照護工作中更嚴峻的詳情，其實是件很困難的事情。我們必須剝去重重的保護層，直達我們照護工作中赤裸裸的細節。雖然不誠實地陳述這些困難之處，就會面臨補助支援申請遭到駁回的現實，但要親口承認這些事情，仍可能會讓我們覺得非常羞愧。在大眾場合必然會隨時配戴的厚重盔甲，在這種時候必須全部卸除，毫無遮掩地坦露於一位我們根本不認識的醫生、社工人員或地方主管機構的職員，因為他們扮演的角色，是我們亟需協助的資源守門員。向另外一個人承認自己需要協助才能扶養孩子或協助伴侶，可能會帶來一種不可言喻的深切羞愧，對於這樣的情形，我們在下一章會有更深入的探討。

我在描述完自己因為後座扔過來的鞋子，而險些發生車禍所導致的崩潰後，「你還應付得過來嗎？」核發補助的把關者或許會這麼問。我不知道該如何回答這個問題。那天並沒有發生車禍意外，算不算應付得過來？我氣憤至極地把車子停到路邊，對著亞瑟大吼大叫，是應付得過來還是無法應付呢？或者後來都冷靜了下來的我們互相擁抱，是代表我真的可以應付嗎？我不知道他們期待我給予什麼樣的答案。然而不論我是否承認自己害怕崩潰，看來都不太可能得到任何協助了。既然如此，顯露出誠實與脆弱的一面還有什麼意義？

當我看著這些把關者寫筆記時，我不禁質疑自己是不是說太多了，抑或說太少？他們知不知道亞瑟是多好的一個孩子？他們記憶中的他會不會只是那個把鞋子砸向母親的頭而差點釀成車禍的孩子？可是他們若不知道丟鞋事件，可能就無法理解為什麼我需要在週末有幾個小時的喘息時間了，因為這樣我才可以不再開車帶著他去辦些雜事——這些事情對他來說，壓力實在太大。這些想法在我決定該透露些什麼樣的資訊，以及跟這些對我而言根本就是陌生人的對象討論的過程中，不斷地在腦子裡盤旋。而這些人將會向那些永遠不會跟我們碰面，卻有權決定我們身處的狀況是否值得額外支援的人遞交證據。

當別人根本不想知道發生了什麼事情的時候

隨著時間流逝，我瞭解到並不是每個人都會用我的角度看待我們的處境。亞瑟正式上學前，我在他即將就讀的第一所學校的會議上，興奮地告訴大家不久前他第一次叫我媽媽了，卻只看到與會者臉上勉強的笑容，那時我才知道他們以為亞瑟的狀況要比這樣好得多。許久不見的朋友問我亞瑟的情況，我說「非常好！」「所以他都趕上進度了？」他們會掛著大大的微笑接著這麼問。但是當我向他們解釋不是他們以為的那樣，亞瑟並沒有「趕上進度」，不過現在他的眼睛會隨著我指向某樣東西的手指而動時，朋友們的表情就會立刻垮下來。必須向旁人解釋他們視為理所當然的事情，對我們來說都是了不起的大事，時常令人痛苦又身心俱疲。用手指著東西這種看似簡單的動作，對於某些人而言，卻可能是需要努力學習一輩子的技能。我們設定的階段性目標與旁人的階段性目標，看起來實在相距甚遠。當其他人無法理解也無法分享類似「用手指東西」這種成就的喜悅時，不去分享或許會更輕鬆。也因此，我們平時吝於談論這些事情，只把這樣的話題留給其他照護同僚，因為他們的臉上會本能地反射出我們體會到的喜悅。

照護者在協助身心健康衰退的至愛至親時，或許並不想花太多心思處理自己與其他人相處的失落感。透露近期辛苦努力的結果，僅換來對方垮下的表情，自己肩上的負擔只會更沉重。從文化的角度來看，我們早已習慣了過去五十多年疾病的治癒與根除狀況，然而對於許多致命病症，醫藥仍然只有減緩惡化的功用。儘管人類有偉大的成就，但有些時候任何努力都無法阻止邁向死亡的必然步伐，這是很多人不想面對的警鐘。

塔提（Tatty）十五歲的兒子喬治（George）患有唐氏症與自閉症。我與塔提談到喬治的生活時，她很快就指出，她發現不同的朋友和她之間難以溝通。過去兩年，沒有語言能力的喬治開始對她展現攻擊性。塔提猜測這樣的行為應該是青少年荷爾蒙分泌與他私人方面竟然需要母親如此多協助的挫折感，兩者交互作用造成的結果。她承認：儘管這些攻擊事件依然交雜著許多母子親情，但她也發覺喬治想要靠近母親的冀望以及因為母親照護的挫敗感，讓他過得非常辛苦。照顧他人的所有個人需求，必須付出很多的精力、愛與溫柔，而這些都是塔提甘心樂意付出的東西。她並不期待兒子的感激，也知道兒子無法控制自己的行為，所以她一點都不怪他，但是她依然覺得這樣的狀況很難處理。巧的是，我們談話的兩天前，亞瑟在一次崩潰中重重地打到了我的臉，因此和塔提聊天時，我的手指摸上了依然疼痛不已的鼻樑。我們的談話，是那種兩個照護者自然而然就會進行並發展下去的談話，我們兩個人都很清楚，彼此都不會因為照護對象的行為，而去批判他們。但若是讓我們世界以外的人看到這些挑釁行為，結果就完全不一樣了。在我們照護者的世界中，黑眼圈與紫青的皮膚雖然不幸，卻不是什麼不尋常的狀況。

「挑釁行為」（challenging behavior）是許多專業人士用來形容一個人在情緒失調、或無法用其他方式溝通自己需求時，無法持續自我掌控的一個詞彙。不僅有學習障礙的人會經歷，罹患神經系統疾病的人，如癡呆症或中風造成的腦部傷害，也會出現這樣的情況。某些挑釁行為可能是打人、踢人、吐口水、抓撓以及丟東西，但也有些人的挑釁行為可能會內化為自戕。對於有照護挑釁行為經驗的人來說，開口談論這些事情更是萬分困難。

在那件幾乎打斷我鼻子的事件之後，我坐在廚房的地上哭泣。隔著充滿了淚水的眼睛，我試著向那時已經冷靜下來了的亞瑟保證他的媽媽沒事，但還需要一分鐘的時間。事實上我一點都不覺得自己沒事。不僅是疼痛的問題，還有一種羞愧感。那是自覺努力不夠，無法幫助他溝通的羞愧。那是每個聽到這個故事的專家，都會給我一張自我改進清單，讓我預防這類狀況再發生的羞愧。我因為我不是個好母親而感到羞愧。

別人也有相同的故事

歷史上，失能者的發言權，就如教育、生育，甚至連生存等其他的基本人權一樣，全遭到了積極的否定。身為母親的我，也注意到我兒子現在無法為自己的權利發聲，以及這輩子有可能永遠無法把自己的經歷與世界分享的事實。因此談論照護他這件事，就變成了難以掌握的棘手冒險，而且很多很多人會說我根本就不應該開口提及這些事。亞瑟既是個未成年人，也是個有學習障礙、無法針對我的安排給予同意權的人。做為他的母親，我必須仔細考慮我要與世界分享哪些我們生活中的東西（相信我，我們生活中有許多部分並未公開）。但是身處一個社群媒體與部落格貼文的世界裡，看到許多失能的社會運動者反對非失能父母與照護者分享他們孩子崩潰的來龍去脈、如廁習慣以及挑釁行為，並不令人意外。父母的過度分享，很可能會傷及全世界數百萬的失能者，因為只要一部某位扶養無語言能力的自閉症孩子母親哭喊生活悲慘的高點閱率影片，就很可能讓大眾對失能者的生活品質形成某種印象。

另一方面，照護十歲自閉症兒子的堤娜（Tina）告訴我，她把自己剛得知兒子診斷結果時所感受到排山倒海的恐懼，放在網路上分享，因此招致許多批判。儘管母子現在已經找到了生活的節奏，堤娜對於兩人共同生活也抱持著樂觀與自信的態度，但她依然覺得並非所有人都想瞭解「當事人並不都能立刻接受長期照護」的事實，不是所有人的起點都相同，她相信對於以不同心態經歷診斷結果的人，應該給予一些時間。若自豪的成年自閉症患者聽到有父母因為孩子診斷出自閉症而感到絕望，他們可能覺得有如遭人當眾掌摑。雖然自閉症代言者與慈善團體努力取得了許多成就，仍有許多人認為自閉症幾乎就和確診絕症一樣糟糕。然而就像堤娜所說，「我的畏怯，是由於未知，而非我不愛他、怕丟臉，或否定他這個人。他是我的兒子，這一點永遠都不會改變，可是我以前真的覺得害怕，就算是現在，有時候我還是會感到恐懼。」

莎拉．羅伯斯也同樣遭到其他養育唐氏症兒女的父母批評，因為她在網路上提到了一些比較棘手的問題。她對我說，她相信這些批評的根源在於恐懼，這些撫育唐氏症子女的父母害怕那些期待寶寶降臨的父母，若在接受產前診斷時收到太多負面評估時，會增加他們墮胎的可能性。莎拉理解那些父母之所以批評自己感觸的驅動力，也儘可能地自我開解說這些批評並非針對她個人。然而當一個她本來可以求助的團體要她閉嘴時，那樣的感覺並不好受。她一直致力於平衡呈現自己的生活，但是她也說，在談論撫育唐氏症孩子的相關議題時，平衡常常都不存在。

對於照護新手來說，網路世界是個值得探索的礦區。網路上充斥著極其大量對於失能孩子的負面、錯誤以及缺乏人性的語言，其中很大一部分還是來自於照護自己失能子女的父母。在自閉症的世界裡，有一群父母談論這些孩子的態度，就像是在說自己的孩子根本不配得到其他正常孩子所擁有的尊重。戰士、戰爭與交戰這類好戰的語言，經常出現在這些父母談論孩子失能狀況的內容中。他們發表文章描述自閉症如何干擾自己的生活、他們有多麼痛恨這樣的處境，也經常責怪孩子，說他們不討人喜愛、需要好好管教。如果一對父母在孩子剛確診自閉症時，接觸到的是由這類論調主導的部落格，也難怪廣大自閉症社群會對於公開談論自閉症子女的父母大加撻伐了。只不過，不讓照護父母抒發心中真切的恐懼，對於解決問題也無濟於事。

亞瑟確診後的一個月，我總是會在晚上睜著眼睛，感覺自己漂浮在黑暗的海洋之上，愈漂愈遠。我們一家人的生活已經偏離了之前所設定的方向，而我正行駛的地方，離我所知的所有人、事、物，都愈來愈遠。我不知道自己在地圖的哪一個點上。我和地標，全都無可辨識。我有種強烈的感覺，覺得我們最終一定會找到自己的路，可是就算找到了路，我對一切也幾乎沒有任何掌控力。悲傷循著既有的習慣，把母親過世的記憶重新塞回我的腦子裡，讓我再次體驗了一遍當時所有的情感波動，深刻有如初嘗。已經多年未曾出現的昔日惱怒重新浮現。我惱怒她因為健康狀況不佳，無法在我的青少年時期給我需要的養育。我惱怒當我比任何時候都更需要她的現在，她不在我的身邊。我之前幾乎完全忘了那樣的感覺。彷彿它們當年全隨著母親埋入了地下。

那段時間，我沒有向任何人提及重新感受這些情緒襲擊的事情。當我陷入這些情緒，似乎變得連我自己都不認識了。每次看到母子手牽手走在街上，我的胸口就會感覺到強烈猶如電擊的尖銳嫉妒。我兒子不知道何年何月才能牽著我的手，心平氣和地走在街上，而且他還沒有說過一個字。女兒七個月大的時候，全身覆滿義大利麵的她坐在兒童椅上第一次向我招手，而我在一開始的狂喜之後，卻感到了沉沉的悲哀。我花了好長一段時間才弄清楚悲哀何來。小丫頭的哥哥從來沒有向我招過手，而招手僅是女兒許許多多件領先哥哥的人生大事之一。理智上，我知道這些事情一點都不重要，但在感情上，我需要時間去追上理智所認知到的事實。

現在，重新回顧那段剛剛知道我的孩子將一輩子失能的日子，我真希望能給當時的自己更多支持。那個時候，國家健保局因為經費不足，幾乎沒法提供任何協助，所以我們基本上完全自求多福。沒有人可以諮詢，也沒有人引導我們如何協助孩子達到需求的最大滿足，更沒有任何行動計畫，除了一張診斷證明，以及當我們的候補名單排號變成第一時，可以參加國家自閉症協會（National Autistic Society）舉辦的一次父母課程。後來我排了大約九個月才上到課，在等待期間，每天晚上我都獨自一人在廚房裡研究所有的相關資料。結果就是：我們在幾乎沒有任何引導之下，靠自己摸索出如何幫助亞瑟滿足他的需求，直到他開始上學。

然而，在這整個過程中，我最需要的其實不是專業建議，而是看到自己在這個世界上的投射。當照護、失能以及疾病都被隱藏了起來、無人提及時，我們會覺得自己是世上唯一在掙扎的人。所有的人全陷在自己的海洋中、上下沉浮，完全不曉得彼此其實僅在咫尺——近到只要伸出手，就可以觸碰到對方。照護者長時間待在黑暗中，閉口不談自己經歷過的一切。我們需要時間去發現自己一點都不孤獨。事實上，我們是人數很多的少數族群，而且與眾不同的是，幾乎每個人早晚都會在生命歷程的某個時點，加入我們這個少數族群。當我們真的做好了準備、真正敞開了心胸時，我們會知道所有的那些醜陋情緒，不論是嫉妒、悲傷、恐懼，還是挫敗，其實一點都不稀奇。布瑞涅．布朗（Brené Brown）教授花了二十年研究脆弱、羞愧以及同理心等感受，根據她的描述，羞愧源於無法用言語表達的行為。語言與述說則會為羞愧帶來光明，進而摧毀羞愧。照護者的故事，一如他們所照護之人的故事，長久以來都裹覆在黑暗之中。把照護的矛盾感覺訴諸於口、與人分享，其實就是在剝除部分的陰暗，並與他人建立起連結。

不論你是否協助過失能或罹患慢性疾病的至愛至親，後續章節中的每個故事主人翁，都有許多值得我們學習的地方。當我們扮演著照護者的角色向前航行時，這些故事將證明我們一點都不孤單。大家的處境或許迥異，但我們也確有非常多共通點。我們都必須設法釐清各種微妙而纖細的底線、面對自己的完美主義、搗毀自己以往對於失能的既有概念、建立起以自己為中心的社群、學習在一個不一定是我們所選擇的人生中，看到生命中的喜悅；還有最重要的，我們必須照顧好自己的健康。這些事情當然全都不簡單。沒有更大的團體支持，我們不可能做到。

這個世界其實充滿了善意，只不過不論我們是女兒、母親、姊妹抑或伴侶，我們總是覺得不夠。沒有人願意承認自己感覺像是搞砸了什麼重要的事情。有時候我覺得自己很失敗，沒有成為我心目中理想的照護者。但是每當我們聊起各種錯綜複雜的狀況、擔任照護者後的喜悅或悲傷，恐懼與羞愧的箝制便會開始鬆脫。同時，當其他人聽到了我們的故事，他們也會有更多的瞭解，進而在我們經常性的高強度照護工作上，給予我們支持。

第二章

完美主義

PERFECTIONISM

滿足感的最大敵人，或許是對於人類完美性的信念。

——艾倫・狄波頓（Alain De Botton）[1]

昨晚糟透了。兒子的大聲呼叫，把我從沉睡中拖了起來。等我清醒地發現周遭仍是漆黑一片，睡眠不足的危機讓胃開始脹痛。我伸手拿起手機，默默祈禱時間比我想像得晚。手機上閃現的時間是凌晨兩點半，我心中滿是恐懼。校車還有五個多小時才會來，我們只剩下四個小時的睡眠時間，但是從他呼叫的聲調判斷，今天晚上我們誰都別想睡了。一個小時後，我們母子倆坐在廚房的地上。我哭個不停，而亞瑟則自顧自地背誦著他最喜歡的電視節目腳本，這是他自我安撫的方法。亂丟的食物、因為毯子沒有鋪平而發飆，以及亞瑟不准我上樓看他妹妹是否因為他的大叫而被吵醒等等情況，是我們最後待在廚房的原因。而我之所以哭個不停，則是因為自己不久前的憤怒以及對亞瑟大吼大叫的行為。我真的非常希望在這種時候，自己只是個不受感情干擾的機器人，或是一個可以保持冷靜以及在情感上稍稍保持一點距離的學校老師，情緒

1 艾倫・狄波頓（Alain De Botton）：一九六九年出生於瑞士的英國哲學家與多產作者，其著作討論各種當代議題，強調哲學與日常生活的關聯性。二〇〇八年創立「人生學校」（The School of Life）、二〇〇九年提出「生活建築」（Living Architecture）計畫，並於二〇一五年獲墨爾本作家節頒贈的「叔本華獎」（The Fellowship of Schopenhauer）。

不會一點就著，我希望自己可以成為堅不可摧的冷靜地基，讓兒子能夠隨時在上面摔撞磕碰。我們後來抱在一起，我向他說對不起，而他也用他唯一知道的抽象語言對我說「對不起，媽咪」，我的心都碎了。我累死了，然後我突然意識到我們兩個可能都被女兒的感冒傳染了。當亞瑟生病時，他本來就低的抗壓性直接全部揮發。而我在生病時，處理崩潰的能力也劇烈下降。這種時候，我竟然無法提供他更好的照護，實在太不公平了。在這樣一個他需要我安穩地待在他身邊的晚上，我卻因為疲憊與氣憤，在他的火上添油加柴。那件事過了多年以後的現在，我知道自我打擊只會讓事情變得更糟。但是我依然希望自己能做到不可能的事情。我想當個完美的媽媽。

身為一個失能孩子的母親，有很長一段時間，我始終不認為我對自己有特別高的期待。我只是做我認為需要做的事情。事實上，我覺得那些事情只是最低要求。我並沒有設定高標準，我這麼告訴自己。亞瑟值得我最妥善的對待，但是我怎麼做都不夠好。我甚至從不覺得自己所做的接近過「足夠」這兩個字。在無數個夜晚，我研究著治療方式與早期介入治療的問題。與許多人以為的情況相反，在亞瑟的診斷結果出來後，我們幾乎是立即被人揮揮手送出門外，沒有任何協助與支援。我們沒有人可以徵詢、沒有任何行動計畫，更別提任何介入輔導了。我們真的就只是自求多福地直到孩子上學，所有能夠得到的協助，全都必須自己主動搜尋，幾乎沒有任何人可以提供任何指引。

我花了無數小時細讀網路上的各種網站，希望能弄清楚下一步該怎麼做。文件、研究以及收費提供早期介入的私人開業治療師資訊，讓我不勝負荷。充斥著各種恐懼因子的論文，描述著孩子三歲時必須出現的進展，以及五歲、七歲前絕對、一定要出現，否則就**永遠不會**再有的進展。有些家庭描述因為某某治療方法的發現，他們付出了收入的損失與治療費共六百萬元進行全時間治療，結果孩子的人生在短短兩年後就被改變的奇蹟故事。「不過，難道你不會為了自己的孩子**付出一切**嗎？」資料上這麼寫。任何稱職的父母，為了確保孩子得到人生中必要生活技能的最大可能，不是都會辭去工作、提高貸款金額、橫跨全國、導入重大的生活變化？攤在我面前的，是排山倒海的資訊、成千上萬種花費很多很多錢、很多很多時間，或既花很多很多錢，也花很多很多時間的治療方式。所有故事都大同小異：「我們幾乎要放棄希望了，我們試了如此多種做法，然後某某治療方法的出現改變了我們的人生，現在小強尼可以如我們曾經夢想的那樣走路、說話、吃東西、睡覺與排便。別放棄希望！世上確實有一種對你的孩子有效的治療方式。有志者事竟成！只要你有足夠的信心，奇蹟就會發生。」為了把充滿驚恐的父母口袋裡的錢全都榨出來，歧視殘疾的身心健全主義（Ableism）與消費主義的恐怖攜手合作，全力運轉。

當我和照護者對談的時候，完美主義是一個不斷出現的議題。或許在涵蓋了各種關係的照護環境中，一般社會大眾對我們的期待，讓我們這些父母照護者變得極為脆弱。儘管在各種照護環境下，大家需要承受的壓力本來就夠沉重了，但是無論怎麼做，永遠都不夠好的感覺，卻更讓許多父母不知所措。這也是本章之所以要聚焦在父母照護者身上的原因。

當我們照顧的對象是伴侶或父母時，或許他們還有時間在有能力的時候，稍稍緩和我們的恐懼，讓我們知道自己已經做的夠多了。我所交談過的每一位成年失能者，他們對於與照護者之間的關係、對於擁有既能幫助他們，又能瞭解他們希望儘可能獨立的需求，而且為了支持他們以及他們的將來奉獻所有的伴侶，都懷抱著感激之情。但是身為父母，不論撫育的孩子是否失能，都得不到這樣令人安心的保證。或許「我們死後有誰來照顧孩子」這個始終無所不在的恐懼因素，也在其中作祟，因為這個問題會讓身為父母的我們承受無法負擔的壓力。如果我們可以納入更多治療方式、如果我們可以再努力一點，或許腦子裡那個知道我們對「我死後孩子會變成什麼樣子？」這類問題根本無解的暗黑聲音，就會安靜一點。

什麼時候才能真正當一個母親

潔思．莫克斯漢（Jess Moxham）和我曾喝著咖啡、吃著肉桂麵包討論過這些似乎無法克服的初期壓力。我們兩人的兒子出生日期只差了幾天，都是在離家兩哩內的醫院出生，但是兩個孩子的失能狀況大不相同。班（Ben）出生的時候非常虛弱，有腦性麻痺的問題。他終身都要坐在輪椅上，雙手的活動力有限，進食時也需要透過鼻胃管。潔思還記得班接受治療的最初幾年，她所承受的強大壓力。她回憶在某一天，她彙整了一張所有職能治療、語言治療與心理治療的活動，外加所有預約的醫師門診時間、鼻胃管進食和尿布更換的總表，結果發現一天完全不夠用。「我什麼時候才能真正當他的母親？」她這麼想。

當我們兩人從網路上讀到其他母親為自己的孩子做的額外事情時，我們都出現了類似的反應：難道我們放棄工作，全心全意專注在孩子身上，不是為了讓他們充分發揮潛力嗎？如果我不做這些額外的事情，我就是個不稱職的糟糕母親嗎？網上看到的這些故事，最終全都會歸納出一個結果，那就是如果父母犧牲得夠多，就一定會成功。但是我覺得這樣的壓力讓我處在分崩離析的狀態中。我的腦子裡永遠不停地轉著各種想法：萬一音樂治療對亞瑟**確實有效**，怎麼辦？如果我們不試試看，永遠都不會知道這種方式有沒有效。萬一他十八歲時依然無法做這件事或那件事，怎麼辦？屆時我永遠也不會知道這是不是因為當初我沒有讓他嘗試音樂治療。所以我們必須試試音樂療法嗎？但是我們負擔得起嗎？花一小時的車程去上三十分鐘的課程，我們做得到嗎？我們一定得做到，不然我永遠不知道有沒有效。如果我努力了，但沒有幫助，或許是因為我不夠努力。

貫穿在這些追求完美想法的中心思想，是滲透到我們社會每一個角落中、歧視殘疾的身心健全主義。我們的文化公開但間接地告訴我：如果我兒子不能說話，或不能輕鬆地與人互動，都是因為我努力不夠，不然就是他不夠努力。不論是哪一種原因，這種——套用艾倫．狄波頓的用詞——「人類的完美性」，最後只會讓我們全陷入失敗的感覺中。當我在網路上看到一個爸爸或媽媽和大家分享他們的艱困、抒發著他們因為無法聽到自己孩子的聲音而悲傷時，通常大家的留言都是「別放棄希望！」這種情況讓我感到無比難過。我們可以對自己失能的孩子永遠抱持希望，但同時也要接受他們或許永遠也無法透過語言溝通的可能性。

潔思告訴我：她看過一本有關一個腦性麻痺孩子的書，孩子的母親辭職在家，全心全意教導孩子閱讀與打字。這個孩子之前就讀的學校認為他母親不可能成功。這本書所傳遞的訊息——假定技能的重要性——很強大，潔思發現她看完這本書後，開始自我懷疑她對班的一些決定。「如果他長大了一點，卻仍不識字的問題在我，怎麼辦？」她對我這麼說。我點點頭，回想起到現在都還會爬上心頭的類似不足感。不過我們兩個人也都同意，只有瘋子才會那麼想。我們的兒子都可以去上很棒的學校，有很多學習、社交以及體驗生活中點點滴滴的機會。潔絲和我一樣，太清楚那種想讓自己的孩子嘗試一切可能性想法的危險。如果真的把所有的治療與學習方式，以及父母的責任全都扛在肩上，那麼身為父母的人以及他們所有的關係，很可能會被吞噬得一乾二淨。潔思很久以前就必須辭去她的建築師工作，因為她即使不把時間全部投注在兒子身上，也無法享受工作。她現在是位作家，為了兼顧三個孩子的需求，這個工作比較合適。儘管我們兩個當母親的人都因為有工作而比較快樂，但是看到其他母親用犧牲換來了不可置信的成功，也讓我們感到不安。萬一我們現在做的一切真的不夠，怎麼辦？

布瑞涅．布朗在她針對完美主義所提出的研究資料中解釋：我們現在生活的西方世界，處於一個匱乏的文化裡。匱乏也可以被描述為「永遠不足」。身為社會的一分子，如果我們總是不斷比較、評估，大家對於自己所缺乏的東西就會變得超級敏感。因為我們拿自己、我們的生活、家人，去與媒體上精心建構出來的形象、過去的懷舊情思，甚至與我們迥異的局外人做比較，於是我們總是覺得自己做的不夠多。匱乏的反義詞並非豐裕，而是單純的足夠。遺憾的是，僅僅只是相信「我們不需要為了別人的肯定眼光而不斷努力」就已經是一種反抗文化的行為了。

缺了一種神奇成分

治療方式少了某種神奇成分的想法，曾經是我晚上無法入眠的原因之一。亞瑟除了提早來到這個世界外，開始的一切都非常平凡。他在一歲前，我曾相信他會向我表示他需要什麼，然後他會與人互動，會玩耍、學習，而我只需要陪在他身邊、照顧他、愛他就好，我幾乎沒有想過自己需要做些什麼。亞瑟的兩歲生日過後，我開始質疑自己身為母親的能力，因為亞瑟若不是開心燦笑，就是極端憂傷。他在這兩種情緒之間，似乎只有空白一片。他睡不好、拉扯自己的頭髮，並開始拒絕許多他曾經喜愛的食物，他原本會探索遊樂場的每一個設施，後來卻只只願意坐在鞦韆上。回顧那些時候，我可以清楚理解到感官障礙是如何讓他頻繁地覺得苦惱與煩躁。但是在當時，我唯一能想到的，就只有身為母親的我，一定有哪個可能被輕易忽略的部分沒有做好。

其他人的關注對事情也毫無幫助。他們都能很快地指出他們對稚齡子女所做的所有正確決定，最終導致了孩子完美發展的實例。有位小寶寶社群的媽媽成員告訴我：如果我希望亞瑟學會說話，就該花更多時間唸書給他聽。另一位母親跟我說：她的孩子進步神速，是因為她「整天跟他嘰嘰喳喳地說話，你也應該這樣做。」我以為自己要瘋了。我**確實**一直都在跟他說話、唸書和唱歌給他聽、陪他玩啊，我這麼想。難道我全都做錯了？我覺得好像我認識的每位母親在生產時，都有人在她們耳邊輕聲施了一個咒，唯獨我被遺忘了，沒有人對我施放那個神奇的成分。沒有那個至關重要的咒語訊息，我完全不知道如何幫助亞瑟。我們迷失了。

我的朋友在他們的孩子進入幼童期後，都會帶孩子去參加親子活動課程（baby

gym classes）以及圖書館的講故事活動，然而亞瑟進入幼童期後，卻是我報名參加網上課程，學習如何防止他攻擊還在襁褓中的妹妹。我沒有跟任何人提起這件事。他的診斷結果當時還沒有出來，但他舉止行為所流露出來的焦躁以及無法因應任何壓力的徵狀，已經愈來愈明顯，我發現自己正在慢慢脫離附近的朋友圈。相較於看著他和其他小朋友待在一起，在我們自己的小泡泡中獨處，似乎要安全得多。隨著他與其他孩子的差異愈來愈顯著，特別是他的行為愈來愈具攻擊性，我發現和與兒子同齡的小朋友相處這件事，也愈來愈讓我沮喪。我觀察其他的父母，仔細研究他們與孩子間的互動，想弄清楚我究竟哪裡做錯了。我翻開一本本的書找答案，又把這些書丟在一邊。書裡面似乎完全沒有跟我的狀況有關的敘述。我嘗試過「情感轟炸」策略，給予亞瑟大量的愛以及所有的專注力，但他似乎有個我永遠都填不滿的井，深不見底。他好像從來沒有滿意的時候，總是處於苦惱的狀態中。

當亞瑟與某位住在附近的友人孩子大概都是兩歲的時候，有天我和這位友人在公園裡，兩人手上都抱著一個裹在襁褓中的小娃娃。毫無預警地，亞瑟出手打了友人的女兒，小女孩開始狂哭不止。羞愧的我向朋友道歉，解釋孩子最近有些打人的問題。她安慰自己的女兒，並對我笑著說沒關係。她接著說自己的女兒只是被嚇到了，因為從來沒有人傷害過她。「她從來沒有碰過打人，她不知道發生了什麼事情！」我朋友這麼說。我的臉爆紅，覺得胃痛到不行。我把亞瑟綁在他的嬰兒車上，嘴裡喃喃說著他可能太累了之類的話，然後以最快的速度離開。我一路哭著回家。她的孩子從來沒看過打人，而我的孩子卻每天都會突然出手攻擊還是個小寶寶的妹妹，以及他自己的媽媽。她會不會以為亞瑟是在家裡**學會**打人？她會不會認為她的孩子天真無邪，但我的孩子卻一點都不？我讀出了她的言外之意：只有我才有這樣的問題，或許是因為我做了什麼，才會讓孩子打人。

羞愧

在後來幾年，我每次回頭省視這件事情時，都能夠看到事情的本質。那是我身為母親後第一次經歷的深刻羞愧感。熾熱脹紅的臉頰、翻攪的腸胃，後來都成為這種羞愧感出現時熟悉的生理反應，而這樣的反應，在我每次自覺沒有達到一個母親應該做到的標準時，就會一再出現。我不是因為兒子而感到羞愧，我是對自己感到不齒；我為所有那些應該可以幫助他，但我卻一件都沒做到的事情感到慚愧。當大家圍著咖啡桌，聊著孩子愈來愈大，事情也變得愈來愈容易時，我卻只覺得這完全不像事實。我好像活在一個顛倒的世界裡，在這個世界中，我兒子的需求只會愈來愈難滿足。我向朋友們透露我的生活片段，只換來了茫然困惑的表情，我想他們應該會以為我一定是做錯了什麼事。而我想著所有人都知道怎麼當一個夠格的父母，只有我不知道，這是我覺得自己一生中最寂寞的時刻。

亞瑟打人的行為造成嚴重的困擾，我決定採取行動：我在網上找到一堂由兒童心理學家負責教授的課程，課程的目標就是幫助孩子不再打人。儘管獲益不少，但隨著課程內容的深入，我卻愈來愈不安。後來我花了一些時間才找到原因。治療師在課堂上所講述的範例，全都是她實際處理過的案例，只有當事人的姓名為了保護隱私而做了變更。案例中的孩子全都經歷過幼兒童年期創傷。上完一期課程後，我合上筆電，啜泣了半個小時，因為我認知到自己所看到的兒子行為，與案例中的一個小男孩行為幾乎完全一樣。那個孩子的母親因為必須值夜班，又沒有人可以幫忙照護孩子，因此總讓還是小寶寶的他孤獨過夜。雖然上課的短短幾個月間，我們就開始為亞瑟進行自閉症的診斷，但兒子極度苦惱的感覺，可能是因為母親沒有陪在身邊而造成的，這感覺卻沒有在一夜間消失。亞瑟確實的診斷結果或許不會讓我自責，但儘可能幫助他、滿足他的需求，卻讓我承受的壓力不斷累積。由於幾乎沒有人可以提供指引，再加上「夠好」是個什麼樣的概念，根本沒有定論，所以我們的生活，其實就是一場沒有答案，也沒有盡頭的追求之路。

大兒子奧斯卡罹患唐氏症的莎拉．羅伯斯（請參見第一章）說她有時候會覺得自己永遠都不可能把事情做對。在宴會與聚會間，她總是會分一半的注意力給奧斯卡，想知道他要做什麼，剩下的一半心神才用在聆聽別人所說的話。老是有人指責她的

「直昇機媽媽」[2]行為，但是她若盯不夠或守不緊，就一定會有意外發生，然後大家就會認為是她不負責任。儘管做也錯、不做也錯，在現代父母身上已是司空見慣，但孩子若是失能，這種感覺卻會被提升到完全不同的另一個層面上。為人父母者，有時或許會放大自己在某一種情況下被評判的感覺，雖然事實上根本沒有人注意我們。不過，有時情況並不是這樣的。莎拉感覺到旁人對奧斯卡的行為有很高的期待，若他沒有達到這些期待，身為母親的她有時候就會成為被批評的對象，這為父母帶來了沒有必要的壓力。

在這些日子裡，一個難熬的早上可能就是從一句無害但惡劣的評論開始。當亞瑟的校車停在家門前時，如果亞瑟情緒很糟，校車就會拒載，所以我總是小心翼翼地處理一家人的早晨時間，儘可能地讓一切順遂。若我的暴躁脾氣讓我在錯誤的時間爆出什麼不應該說的詞彙，或催促他吃飯吃快一點，那麼所有的規律可能就會翻天覆地：校車會在拒載亞瑟後揚長而去，導致後續安排成為一場惡夢。我必須先送兩個孩子到兩所位在不同地區但上課時間完全相同的學校，而例行活動的變動，也會讓亞瑟更加焦躁不安，引發全面性的情緒耗竭。在這種因為自己的失誤而把兩個人的早上全送進災難循環的時候，不自責，實在太難。

2 直昇機父母指的是父母像直昇機一樣，不斷盤旋在子女身邊，過份保護、介入或干預子女的生活、決定一切。

這些事件，以及對它們的恐懼，迫使我想儘可能把所有事情都置於掌握之下，但這根本就是不可能的任務。有時候我們才睡了三個小時，有時候我的腦子裡塞滿了財務問題、應繳帳單、保母請病假、女兒氣喘突然發作的憂慮，我真的沒有多餘的力氣確保每件事情都正確無誤。有時候我犯的錯是預先提起了兩天後要去海灘假期的計畫，然後就會悔恨不及地連續數個小時遭受孩子不斷要求去海邊的轟炸——這是亞瑟陷入他非常想做或非常想避免之事的循環現象。三十分鐘內，在我聽到他第一百次要求坐進車子去海邊時，我默默把自己痛打了一頓，亞瑟也愈來愈沮喪。由於他無法掌握時間的概念，所以對接下來要發生的任何事情都難以接受。我很清楚，我們究竟何時才能去海邊的這個問題，把他捲進了焦慮的漩渦，而這都是我的錯。對他而言，兩天跟兩百年可能根本沒有什麼差別。

有天，我不小心打翻了一杯水，弄濕了亞瑟拖到廚房去玩的一床羽絨被。就寢時間到了，被子還沒乾，我努力地試圖說服他蓋家裡多出的另一床羽絨被。經過了雞飛狗跳的就寢延長賽後，事情終於落幕，他也睡著了，整個人就像平常一樣捲在被子裡。可惜自以為找到解決方案的放鬆感，並沒有維持太長時間；凌晨一點時，他汗如雨下地醒了過來。我忘了家中多出來的那床羽絨被是冬天用的厚被，而他若沒有全身包覆在被子裡就無法入睡。這或許不是什麼了不起的大事，只不過他一旦醒過來，就可能再也不會入睡，而那個禮拜的那天，已經是我陪著他從凌晨一點就醒過來的第三天了。我拖著沉重的自己熬過了次日，腦子裡唯一想著的事情，就是我怎麼會無可救藥地蠢到把水打翻。

無心之言、打翻的水、家裡該有的零食缺貨、錯估行車所需時間……這些對很多人來說微不足道的小麻煩，對我兒子而言，卻可能是造成他極大困擾的源頭。身為他的母親，我要幫助他面對每個人都必須學會容忍的生命中不完美的事物、要儘可能讓他保持冷靜的心態去學習，以及去和這個他覺得完全招架不住，而且難以消化的世界互動，這中間的過程，我步步謹慎。我努力嘗試掌握他周遭的世界，希望他能稍微輕鬆地待在一個可控的小天地中。但這根本就是天方夜譚，而我的失敗也成了家常便飯。

放開掌控

露薏絲·皮斯洛夫斯基（Lois Prislovsky）是一位教育心理學家，她與沒有語言能力的自閉症患者芭爾芭·瑞騰巴哈（Barb Rentenbach）是長期的合作著書夥伴與摯友。芭爾芭與露薏絲共同完成了兩本書，與讀者分享芭爾芭身為自閉症女患者的體驗、人際來往的力量，以及兩人的友誼。露薏絲說，如果一個家庭想要興旺，就應該放開對孩子以及至愛至親的強烈掌控慾。多年來，露薏絲與許多神經傳導異常孩子的家庭接觸與合作，她認為掌控的需求只會導致焦躁，而且付出的代價實在太高。她在加州自宅透過 Skype 給我的建議是忘了結果，接受自己無力把孩子照顧得面面俱到的事實——儘管她也承認要做到這一點，比說起來要難多了。其實我們連自己的生命都無法掌控，遑論他人。如果我們可以活在當下、珍惜孩子的一切、盡人事，並且不論結果是什麼，都能欣然接受，她說，我們反正有機會得到最好的結果。「放開你無法掌控的掌控。」要做到這一點需要練習，露薏絲說，否則我們面對的未來，就是對所有人都沒有好處的終身高強度焦躁。當我們提到有沒有人可以掌控芭爾芭時，露薏絲大笑。「芭爾芭根本無法掌控！而且是那種最強大的無可掌控。」我也大笑，因為我可以把這樣的描述精準套用在亞瑟身上，他對自己心靈瞭解的透徹度，遠遠勝過我認識的所有孩子，他堅決不受任何人、事、物影響。這是我的經驗之談。

放開掌控以及不再糾結於結果的控制，會如何幫助我們以照護者的身分過得更圓滿？布瑞涅·布朗描繪完美主義就像是「一種信念，篤信我們若活得完美、看起來完美、行事完美，那麼我們就可以將遭人責難、批判與感到羞愧的痛苦降至最低，或完全避免。」我們以為完美主義是一面可以保護自己，但重達二十噸的盾牌，然而事實上，正是這樣的心態阻礙了我們前進。我很簡單就能回想起所有那些我以為**只要我把這件事情做對**，就代表只要對亞瑟有幫助，我什麼事都做得到的時刻。問題是我永遠都不可能把事情做對。亞瑟不是可以掌控與操縱的洋娃娃或寵物。他對自己要做或不要做的事情，有非常執著的想法和感覺。此外，他還有屬於他自己的嚴峻挑戰，而這些或許是我永遠也無法完全瞭解的。我愈放任完美主義的想法駕馭自己，當我必然失敗的時候，我就愈可能崩潰、放棄。再說，更令人擔憂的是，亞瑟也會學習感覺自己做的每件事情都不夠好。

我花了很長的時間才認清，原來自己對於社會批判與責難的恐懼——害怕自己無法幫助亞瑟像同儕一樣說話、行事與學習——背後隱藏著醜陋的真實。曾經，我也因為其他人的艱難而評斷、指責他們。我會質問他們做的是否夠多。他們真的夠努力嗎？他們是否做了一切可以幫助自己的事情？這種指責與批判從何而來？從我們**所有人**心中深深的恐懼而來，因為我們都害怕自己其實脆弱地無法掌控自己的生命以及發生在我們身上的事；害怕我們在這個世界上可能受到傷害，卻沒有藥品、沒有治療或醫療方式，也沒有任何手術能夠改變這些傷害。指責與羞辱他人，遠比承認世上許多事其實都不在我們掌握之中要簡單得多。放手的感覺可能很恐怖。

譚雅．沙瓦（Tanya Savva）在她女兒麥肯錫（Mackenzie）出生時就已經是位職能治療師了。麥肯錫出生後沒多久，就因為餵食問題與成長狀況不佳而被發現有中腦畸形，並引起了其他問題，包括失明以及欠缺腦下垂體功能。麥肯錫七週大的時候，醫生告訴譚雅她的女兒可能永遠也無法用嘴巴進食、走路或說話。譚雅的描述與潔思．莫克斯漢一樣，最初兩年總是像在救火，而目的僅是為了要讓麥肯錫活著。餵食是個大問題，於是麥肯錫八個月大時，原來的鼻胃管（透過鼻子進入胃部的餵食管）被換成了胃造廔管（一種插入胃部的餵食管，讓配方乳品完全繞開口部而直接灌入胃中）。儘管如此，小丫頭在接下來的兩年半裡依然飽受慢性嘔吐等毛病折磨，努力掙扎著讓體重增加。最後，譚雅斷然違逆醫生建議，丟開配方乳品，直接把食物打成泥灌入女兒的餵食管中。效果立現，麥肯錫的嘔吐問題停止了，也終於開始發育。

譚雅因為對於人體的經驗與理解，加上她擔任職能治療師時工作的特有發展，讓她成為女兒強而有力的代言人，也能夠將物理治療師與食物治療師推薦的所有方式，全部以非常高的標準做法運用在女兒身上。為了處理麥肯錫的口腔進食厭惡問題，譚雅和醫療專家進行了大量的食物治療，讓小丫頭最後終於慢慢學會了進食。物理治療也相當成功，麥肯錫的下肢開始負重，於是她開始走路。然而這一切的成果也有缺點。「職能治療師的帽子再也摘不下來了。」譚雅這麼告訴我。介入女兒治療多年之後，譚雅猛然覺悟到自己和女兒從來沒有一起玩耍過。她們進行的每一件事都有目的與治療功能。「她五歲的時候，我已經無法忍受再當她的治療師了，我想做她的媽媽。」在職能治療師的工作以及女兒的所有治療方式之間，譚雅還需要撫育與幫助麥肯錫，她感覺自己簡直就是一根兩頭燒的蠟燭，直到她終於確定這樣的生活無法長久持續下去。

治療的必要性與負擔

困難之處在於一週或兩週帶孩子就診一次根本就不夠。對我們擔任照護者的人來說，嚴格奉行醫療專業人員教導我們的介入治療方式至關重要。因為我們深愛著自己照護的家人，所以我們是協助他們的最佳人選，也有責任去做這些事。然而儘管如此，譚雅說，我們依然必須接受自己無法每次都使命必達的事實，以及在這種時候，我們所需要面對的強烈愧疚與羞恥感。不論是愧疚抑或羞恥，都會讓我們覺得似乎是因為自己做的不夠多，才無法幫助孩子茁壯，或永遠也無法感覺到我們只是孩子的「媽媽」。

最後，譚雅採取了激烈方式，果斷改變了自己和女兒的生活。她辭去了在雪梨的全職職能治療師工作，買了一台露營車，把麥肯錫從學校裡帶出來，兩人就這麼上路，沿著澳洲海岸旅行了六個月。短短幾個禮拜的時間，就讓她想通了自己曾經想要在女兒身上使用的一連串介入醫療方式並不可行。她不可能獨力完成所有的療法，她必須要有所取捨。譚雅說，她於是決定放棄一切去旅行，看看會發生什麼事。儘管不斷的旅行與移動——這對任何有感官問題與視力障礙的人而言，都是極具挑戰性的事情——露營車反而成了一個探索世界的安全基地。車裡的一切安排都儘可能讓麥肯錫能獨立，在母女兩人的慢步調旅行生活中，麥肯錫得做飯，可以沉浸在大自然中，可以游泳，也可以在雨林和沙灘等複雜的環境中走路。在她們揚棄了傳統的治療方式後，小丫頭跟著媽媽在鄉間探索的期間，出現了飛躍式成長。

露營車的封閉，讓譚雅對麥肯錫極其焦慮的程度也有了新的認知。每個夜晚躺在女兒身邊，她會聽到女兒原本在睡眠時平靜、綿長的呼吸變得急促，甚至在張開眼前就開始屏息。譚雅之前根本不知道女兒在每一個清醒的時刻，都是處在如此高強度的警戒狀態。在雪梨的時候，除了全職工作、女兒學校與治療的忙亂安排，讓她幾乎沒有任何時間去瞭解，這些事情會讓女兒處於多麼緊繃的環境中。旅途中的慢活方式，也讓譚雅可以真正理解麥肯錫的焦慮對於她和這個世界的互動，有什麼樣的影響。

回到雪梨後，譚雅決定回到學校繼續學習。這趟旅程讓她瞭解到自己不想再重拾以往那種每天都緊張而漫長的生活型態。她善用自己對人體的知識與技能，成了一位瑜伽老師與推拿治療師，並完成了相關訓練，晉升為推拿治療教練。當她與麥肯錫在露營車旅途中度過另一個夏天後，她突發奇想地希望為失能孩子與他們的母親舉辦靜避活動，讓他們能夠在一個具支持性的環境中，有放鬆與充電的空間和機會。也是這個與其他母親一起努力的活動，幫助譚雅看清當事情涉及失能的孩子時，我們放在自己身上的巨大壓力。如果父母的照顧義務包含了一定程度的愧疚感，那麼照顧失能孩子的父母，愧疚感強度會跨入另一個層級。對譚雅而言，短暫逃避城市生活的壓力，是種暫離治療、學校和工作循環的有效方式，但我們大多數人都沒有能力跨出如此果斷的一步。但即使如此，我們全都**可以**學習在不放棄自己的家庭與生活同時，放緩自己的生活步調，並盤點出真正重要的東西。

外在壓力

要想成為「完美」的照護者，除了內在的要求，我們還要面對來自外部的強大壓力。和亞瑟相關的各種專家會議上，幾乎每一次的第一場會議，我需要的都不是額外協助，而是希望能把自己準備好要幫助亞瑟滿足需求的所有方法，全攤在會議桌上。我的朋友當中，沒有人撫育過失能孩子，於是我身為母親的分內工作，就受到了他們缺乏經驗的監督。做為亞瑟的母親與主要照護者，大家期待我在花更多錢之前，能夠方方面面都做到零瑕疵。每次面對各種補助的審核者，我都得為自己尋求援手的請願辯解、辯護。事實上，我確實感覺他們是站在我的對立面。這類會議的時間，通常都花在他們不斷提醒我，機構需要提供服務的孩子有多少、有多少人的處境比我們家還糟。碰到這種時候，我真的很難遏止悄悄蔓延的羞愧感，以及感覺我應該要在沒有援助的情況下，獨立處理所有的事情。

與我會談過的父母照護者，大多數都有這種感受。克萊兒・柯提查（Claire

Kotecha）十歲的兒子阿南德（Anand）罹患了罕見的基因疾病，那表示他的每一個自理部分都需要協助。最近開始，他不但需要一對一的協助，更需要一對一的護理。克萊兒因此連眼睛都無法離開兒子半刻，怕他會出現吸入的情況（唾液堵住氣管，讓他無法呼吸）。換言之，不論阿南德睡覺或出行，都必須有人隨時清醒地注意他的狀況，時時刻刻都必須有人陪在他身邊。就像許多照護者一樣，克萊兒也必須親上法庭爭取額外的協助，因為阿南德的需求已經超過了她身體可以負擔的上限。一開始，她被告知晚上應該清醒地陪在他身邊，然後利用白天他上學的六個小時補眠。先不論克萊兒還有另外一個孩子，她自己也有其他的需求、需要填寫像山一樣高的醫療文件，每年還必須帶阿南德趕赴將近兩百個醫師與治療的約診。當各地的政府官員、醫療人員以及教師，全都預設我們當父母的人做的不夠多時，我們就不可能不去痛責自己無法符合大家的期待。

克萊兒據理力爭，最終贏了案子。現在每天晚上十點都會有一位護士到府照護阿南德，讓克萊兒與丈夫迪平（Dipin）能一夜好眠地去應對阿南德其他時間的照護需求。克萊兒目前正在嘗試一個新的挑戰，希望每兩週輪一次夜間照護的工作，這樣她和迪平每兩週就可以有一天晚上出去走走。當局已經拒絕了她一次，但她還不打算放棄。顯然，社會福利機構認為父母雙全的家庭沒有理由需要這種支援服務。夫妻偶爾獨處這種事，在他們眼中，根本不是他們定義中的重要需求。

我詢問克萊兒在阿南德呼吸能力惡化後，她對滿足阿南德的需求有多大的信心。她嘆了一口氣後說：從一年前情況出現變化後，他們夫妻兩人都接受了利用抽痰管清理氣管的訓練。第一次訓練後，訓練機構想讓她簽署一份協助書，表明她有能力進行抽痰工作。但她害怕自己無法正確執行或會傷害到阿南德，因此拒絕簽具。她要求再接受兩次訓練後，才心不甘情不願地簽下了這份文件。到了最後，克萊兒解釋：她痛恨極了自己必須依賴他人才能維持阿南德的生命。她想獨力做到。可是她現在的狀況已經夠艱困了，連開車帶阿南德去醫院，或帶阿南德的妹妹出門都需要護士協助。她寧願自己能獨力解決兒子的所有需求，這會讓她開心許多，可是一個人的能力終究有限。社工人員告訴她：他們已經比大多數人好多了，他們應該滿懷感恩的心，而不是去要求更多。有鑑於社會福利的財務壓力已超出負擔極限，我們都能認同社會福利面臨嚴重危機。然而，提醒照護者社會上還有其他需要幫忙的人，就好像我們的要求全是無理取鬧，對於拚了命只想滿足孩子需求的父母，這是很不公平的回應。

克萊兒已做好一切準備來爭取阿南德、以及身為照護者的自己所需要的協助，而這提醒了我們：醫療與教育體系會以某種方式，設計陷害我們陷入自我質疑，並懷疑我們是不夠格的照護者。即使這樣的結果並非相關機構的本意，但有時候我們得到的待遇，確實就像在告訴我們應該做得更多、更好。之所以如此，主要原因就是經費不足，因此每個看似可以應付當前狀況的人，都會被打發掉。我們只能把自己逼到崩潰邊緣，才能證明我們做得夠多、值得接受援助。對於必須依賴照護者的所有失能孩子與成人來說，這種思想的短視程度，既站不住腳，也非常危險。為自己勇敢站出來並說「我做的已經夠多了」，需要強大的自信，因為所有人都期待你做得更多。與我交談過的一些照護者，因為處境緊迫而要求更多協助時，就會被扣上自私自利、貪得無厭的帽子。

當照護路上接觸的每一個專業機構，都逼迫我們提出努力的證明時，我們要如何避免當個完美主義者？政府的經費已經拮据到大家期待每週微薄的兩千六百塊照護者津貼，就足以讓我們不遺餘力地鞠躬盡瘁。在社會福利與國家健保局的組織內，雖然抱持仁善之心者大有人在，但這就是一個殘破的制度。我碰過和善且深具同情心的人，他們說他們希望自己根本不需要問這些問題，也希望可以做更多的事情來幫助我。我曾在不同的會議上爭論我們家的狀況、哭著回應對方不斷質疑我還可以多做什麼，最後耗盡心力地抽身離開，徹底被「永遠不夠」這個看不到盡頭的感覺擊潰。

瑞貝卡（並非真名）十七歲的女兒多年來一直在癮症與精神疾病中掙扎，她告訴我在兒童精神健康的領域中，常常有人公然把她女兒的問題責怪到她身上。她的女兒曾兩次遭到隔離，而每次隔離文件上註明的「放縱式教養」，都被看成是她的問題。瑞貝卡說：自己在女兒文件上出現的次數數不勝數。雖然她多年來都在替女兒尋求協助，但身為母親的她，依然被他人視為女兒問題的成因。她的請願書一直被擱置，直到女兒服藥過量。經過了多年不斷申請協助的奮鬥之後，直到近日，她女兒才終於收到「注意力不足過動症合併創傷後壓力症候群」的正式診斷書，而後者是源於一次性侵案件。對於相關單位竟然花了如此長的時間才認知到女兒的需求，而且這麼多年來一直被譴責為糟糕的母親，都讓瑞貝卡感到憤怒。但是她也終於感覺到母女兩人現在找對了路，開始尋求正確的協助。

對自己也需要有惻隱之心

如果我們想住在一個可以對著鏡子中的自己說「我今天做得夠多了」的世界裡，我們就需要在這個對我們期待過高的體系中，**對自己**展現出惻隱之心。在同一天內，牙醫可能會說我餵兒子吃太多（上禮拜，小兒科醫生才誇讚我對兒子飲食的管理非常棒）；某位治療師質疑我的因應技能，因為我要求更多協助；一位新來的老師，根據我兒子令人頭痛的行為，指控我們家管教失職。自閉症、經費削減，以及一個只用最低要求協助失能者的得過且過政府，全都助長了完美主義的火勢。

我們或許無法控制其他人對待我們的態度、也或許會被期待要比「可以接受」的表現做得更多、更好，但是我們對自己擁有絕對的掌控權：我們必須抗拒每天都會收到的外界訊息，並反過來對鏡中的自己說：「我做得已經夠多了。我雖然不完美，卻夠好。」要做到這點很不容易。布涅特．布朗把這種時刻稱為對社會的每日持續反抗。「文化環境總是在施加壓力，除非我們主動反抗並為自己所堅信的一切抗爭，否則履行義務就會變成罕見的狀態。」

我不斷演練這個持續每天反抗社會的行為。有些日子比較輕鬆，有些時候感覺根本練不下去。也因此，學習為自己付出惻隱之心就成為必要的事情，我在後面的章節中對這一點會有更多著墨。若不對自己展現惻隱之情，我就無法體會其他照護者們填寫各種文件、謹慎應對各種來電、擔心帳單，以及撐過許多無眠夜晚的那些心情。或許更重要的是，我也將無法對兒子展現惻隱之情。

若一直緊抓著完美的標準不放，我能教亞瑟什麼？他只是一個必須花費萬分努力與奮鬥，才能去做其他人輕鬆就能完成的事情的孩子。我不斷對自己施壓去找出可能讓他釋放潛力的答案，其實就是不經意地告訴他：現在的他不夠好。當我和莎莉．德比（請參見第一章）談到這些的時候，本身就是失能者的她向我指出：她不需要丈夫給她完美的一切（丈夫提供她需要的協助），她只需要一些理解。對她來說，理解代表他知道自己其實儘可能地想獨立，也同時認知到有時候她對於開口求助這件事深感掙扎。

要同時對亞瑟的未來充滿希望，卻又——如露薏絲．皮斯洛夫斯基所指出的——不專注在某些結果上，是絕對可能的。在他還是個萌胖萌胖的六個月大小寶寶時，我想像他將跨越的所有人生里程碑，與現在絕對大不相同。接受差異不代表放棄希望。接受自己永遠不會是個完美的爸媽或照護者，不代表放棄當個好爸媽。這代表自己能懷著慈愛的心接受自己的極限。我希望我兒子在奮力去完成某些同儕覺得相對容易的事情時，也可以擁有這樣慈愛的胸懷。

潔思．莫克斯漢向我描述她生命開始出現變化的那一天情況。她的丈夫詹姆斯每週的工作時數都很長，那個週末，他和班蜷縮在沙發上一起看橄欖球。潔思因為他們只是「坐在那兒」而覺得很煩，於是開始質問詹姆斯為什麼不幫班做物理治療。結果詹姆斯回頭看著她說：「我只想跟我兒子一起看橄欖球。」就在那一剎那，潔思說，她開始改變了自己的想法，以前她總是儘可能為班做到最多，但是現在，她允許自己的兒子就只當個小男孩。放慢始終奮力不休的腳步，這是一個過程，但隨著時間過去，她理解到就算治療少了一些，班一樣好好的，但是整個家庭卻因為這樣的放鬆以及花時間聚在一起而獲益。同樣地，即使我沒有嘗試所有的治療方式，亞瑟也不會有事。只要我們可以注視著自己，並記住我們做的已經夠多、夠好了，那麼我們都會好好的。

第三章

歧視失能者的身心健全主義

ABLEISM

「知道自己嚇壞了，沒關係。現在你要知道的是，很多嚇壞自己的資訊都是錯的，所以別再自己嚇自己了。」

——作家與代言母親潔思．威爾森（Jess Wilson）

我把自己偽裝成不會思考的人。

——作家與沒有語言能力的自閉症者芭爾芭．瑞騰巴哈

身心健全主義的定義：對於失能者的歧視與偏見

愛麗斯．班恩的女兒在她懷孕三十一週時就出生了，之後她做了許多決定，其中一個是成為女兒的代言人。她在懷孕大約十七週的時候，就知道拉雅因為神經管發育缺損而有水腦問題，也就是說，拉雅腦部製造的液體因為無法正常排出，而造成危險的腫脹。站在她面前向她解釋將動手術救她寶寶性命的神經外科醫師，和每次產檢都告訴她，孩子的生活將毫無品質可言、只會成為她負擔的醫師，是同一個人。在整個懷孕期間，醫生給她機會，甚至壓力，勸她進行人工流產，儘管她已經一而再、再而三地告訴這個醫療團隊，她心意已定，請他們不要再問了。她一點都不相信那位醫生，因此拉雅出生後，她拒絕讓他治療女兒，堅持要求更換主治大夫。愛麗斯不放心

把孩子的命交到那位醫生手中，因為他曾明確地告訴她：沒有這個孩子對她比較好。換了新的神經外科醫生後，拉雅的頭兩次手術都很成功，手術四週後，母女兩人獲准出院。愛麗斯很早就知道，自己要在一個沒有人相信女兒跟其他人值得擁有相同機會的世界裡，撫育自己的孩子，就連她應該信賴的醫療專業人員也不例外。愛麗斯當時才十七歲。

失能長久以來都被隱藏在主流之外的地方，許多人是在成為照護者之後，才有了與失能者相處的經驗。在電視、電影或書裡頭，幾乎看不到失能者的蹤影。我們聽到的失能者故事，也不是由失能者執筆，於是我們通常都是從正常人的角度去看他們。國家政策制訂者或領導人中，也鮮少出現失能者，而這種現象直接反映的現實，就是慢性疾病與終身失能者的社會福利服務、特殊教育以及國家健保局經費的杯水車薪。我們與身心健全主義的初次面對面接觸，可能就是在我們親眼看到他人是用什麼態度和我們心愛的人說話、看到我們的至愛至親是如何被對待、打發、貶抑或漠視的時候，我們的覺悟很可能也就是這樣被殘酷地喚醒。但對失能者來說，這卻毫不新鮮，因為他們終生都在經歷這樣的事情。

除了我們沒有察覺到這樣的情況外，大家還很容易忘記一件事，那就是我們其實都活在身心健全主義的文化中，而且都是這種文化形塑出來的產品。當至親至愛由於先天或後天因素變成了失能者，讓我們陷入了意料之外的照護者角色時，也是這樣的文化製造了許多不必要的悲哀。瞭解大眾對於失能者的歧視，以及社會如何看待失能者，或許能讓我們瞭解：為什麼我們會對失能或罹患慢性疾病的至愛至親，產生這麼多難以釐清的感覺。

英國二〇一〇年通過的《平等法》中，定義「失能」為：對於個人日常生活行為產生實質或長期負面影響的一種心智或生理異常或損傷。

我與照護人員的所有交談中，有一件事情放諸四海皆準，那就是他們每一個人都因為對失能家人展現的愛和協助，而被人稱讚為「特殊」。當我向友人敘述我們的日常生活，而對方卻歪著頭，用淚光閃閃的眼睛看著我時，我們之間立刻產生了一種令人極度不舒服的距離感。當大家認為照護者與眾不同，其實是在暗示（不論有意或無意）我們幫助的對象很難得到其他人的愛。當大家嘆著氣說：「我真不知道你是怎麼辦到的。」其實他們真正要說的是：「還好不是我。」

因此，圍繞著身心健全主義以及失能者權益的討論，對照護者也至關重要。如果我們從電影、文學、廣告、政治——不論是透過輕忽的態度或負面的單一角度——所接獲的每一則訊息，都傳遞出失能者是我們一生遇到最糟的事情之一，那我們要如何面對自己協助伴侶、孩子或父母的照護角色？

與失能者的第一次接觸

我清楚記得第一次與自閉症患者相遇的景象。小時候，我非常著迷於閱讀，當時天底下大概沒有什麼事情可以比新出的《保母俱樂部》（*Baby-Sitters Club*）更令我開心了。有一本《保母俱樂部》講述的內容，是俱樂部會長克莉絲蒂（Kirsty）開始照顧一個大多時候都被家人藏起來的八歲自閉症女孩蘇珊（Susan）的故事。整本書中，克莉絲蒂一直努力想與具有學者症候群、驚人鋼琴天賦，但沒有語言能力的蘇珊建立關係。儘管作者在故事結尾試著宣導「每個人都不一樣，這真的沒什麼大不了」的訊息，可是我看完書後，卻完全沒有這樣的感覺。我記得的只有那一家人是如何以他們的女兒為恥、如何把她藏起來，不讓左鄰右舍知道她的存在，以及如何期望下個寶寶可以讓他們擁有一個「正常家庭」的機會。讀完那本書的三十年後，我依然只記得書中克莉絲蒂把尖叫不止的蘇珊從鋼琴上拖走的一幕，因為她覺得蘇珊去外面玩比較好。我放下書後，儘管努力嘗試提升故事結尾意義的重量，但腦子裡能想到的只有若是生個自閉症的孩子，一定是天下最慘的事情。

自那之後，我雖然也有過多次與自閉症者接觸的機會，但從書中得到的印象卻顯然形塑了我對自閉症者的認知。就如同蘿拉．朵沃特（請參見第一章）所說，每個人心裡都存放了許多文化接觸點，而這些接觸點形成了我們對特定失能狀況的整體印象。然而，如果這些印象與想法其實並非是由失能的人所製造與控制的呢？就我所知，《保母俱樂部》的作者並非自閉症患者，但曾短期照顧過一個自閉症的孩子。這種經過非失能者濾光鏡過濾後才被敘述出來的失能者故事，讓大眾只能看到非常狹隘的一面。這些敘述狹隘、曲解，而且往往都是負面的。單一角度描述的故事中，失能艱困難熬，需要被修補與根除。不然就是完全相反的敘事方向：為了激勵人心而克服困境的故事。我們對於失能狀態的瞭解，其實都是由寥寥幾次的低聲聊天、一部電視上播出的電影，或者兒童套書中某個被塑造失敗的角色形成的。

海莉．哥倫伊歐瓦斯卡（Hayley Goleniowska）在女兒娜蒂（Natty）出生後旋即確認為唐氏症寶寶那一刻，她腦中浮現出自己對唐氏症的第一印象。那一年，海莉大概四、五歲，她牽著祖母的手走在街上。她們前面是一個唐氏症男子和一名可能是他母親的婦人。海莉的祖母非常刻意地為了避開他們而轉向過街。就在這個明顯要避開他們兩人的尷尬時刻，海莉看到那兩人低著頭走過去，閃避與任何人的視線接觸。海莉的祖母接著彎下腰低聲對海莉說「那個人不正常」，然後繼續接下來的行程。她摯愛的祖母無意間塑造了海莉在新生兒加護病房中對於剛出世女兒的第一個想法與恐懼：唐氏症的人就是大家過街會避開的人。海莉祖母的認知或許也來自另一個世代，這類想法涓涓滴滴地傳了下來，在今天依然影響著大眾的生活。

第一次討論亞瑟診斷結果可能是自閉症的那天，對我來說並不是特別令人感到悲傷的時刻。這件事情已經在我心裡翻攪了兩、三個幾個月，我曾經恐懼到甚至無法在谷歌鍵入任何關鍵字進行搜尋，因為我怕自己的懷疑都會成真。當等待了似乎一輩子的約診時間終於來臨時，我已經相當確定亞瑟不僅發育遲滯，而且他的發育方向也與一般孩子不同。

儘管自閉症三個字嚇不倒我，但仍有一個我說不清也不敢弄明白的念頭隱伏在自閉症的表徵之下。就是他可能沒有語言能力，或視障、明顯失能，必須去鄰近社區以外的特殊教育學校就讀，被隔離、被排除在主流生活之外。我可以應付自閉症，我這麼想，但若是不會說話、智力障礙加上自閉症呢？我甚至無法在腦子裡說出這些字。如果放任自己設想未來，哪怕只是觸碰到這些情況的邊緣，恐懼的感覺都會爬滿心頭，讓我完全無力招架。**這樣的事情不會發生在我身上**，我不斷對自己這麼說。接下來的幾年，我慢慢瞭解自己當初對於自閉症患者的臆測，幾乎全都是奠基在非自閉症者對於有價值、有意義的生活，需要具備哪些、又不應該存在哪些要素的基礎之上。而自閉症絕非這種臆測的唯一特例。與多發性硬化症、脊髓損傷以及視障等失能者一起生活的實際狀況，你我知道多少？在現實中，可能接近一無所知。然而正是因為這種無知，當我們看見相關的描述時，才會產生高度的恐懼。

儘管我希望大多數人都能同意歧視失能者是錯誤的行為，認同諸如坡道這種無障礙通道應該是人權的一部分，但歧視殘疾的身心健全主義在我們文化中所扎下的根，卻非常深。珍妮・莫里斯（Jenny Morris）在她一九九一年的著作《傲慢與偏見之爭》（*Pride Against Prejudice*）中解釋：失能者的權利就像女性主義運動一樣，「個人即政治」的典型或許是最能讓人理解的方式。失能者絕非「附加」的人，就像女人絕非男人的附屬一樣。想要瞭解女人的經驗，我們不會求教於男人。女人必須說出自己的故事，才能得到自己的權利、滿足自己的需求，她認為失能者也需要以相同的方式讓人瞭解。在大家真正傾聽並理解失能者的經歷前，他們的生命都會遭到輕視。莫里斯在書中寫道：「我們根本不值得活的這種假設，若要存在，唯一條件就是我們無法在主流文化中找到自己的位置。在一般文化中，只要失能者的情況大多透過非失能者的觀點呈現，那麼非失能者的恐懼、敵視，以及他們在自己文化中的理念，就會主宰大眾看待我們的方式。」

身心健全主義在我們文化中根深蒂固的程度，甚至讓一名非失能的小兒科外科醫師覺得提供個人建議給剛分娩的母親，讓她知道生活品質是什麼的行為，是合情合理的。儘管一般人都認同以人種進行任何假設，在道德上是錯誤的行為，但這樣的行為卻常常施加在失能者身上。莫里斯認為除了當事者與相關人等，其他人沒有權力宣稱什麼生活值得過、什麼生活不值得活。但是在大眾如此恐懼與誤解失能者、唯一傳達到大眾心理的失能者故事，是經過了非失能者的觀點詮釋時，恐懼與誤解只會更加流傳久遠。

在初步診斷結果出爐後的那段黑暗日子裡，我一直都是恐懼的俘虜。我怕自己的孩子在社會中，將處於最底層的階級、怕他輕易成為霸凌與虐待的對象、怕他因為無法得到需要的教育而成為弱勢，也怕他輕易成為他人嘲弄與可憐的對象。為什麼我會害怕這些事情？因為我們文化中的一切都是這樣告訴我們的。這些恐懼存在於大家不經意地使用「傻子」與「白癡」這類從身心健全主義角度出發的詆毀詞彙當中。大家幾乎完全漠視世界上存在著有智識的失能成年人事實。這是因為我們的文化在生產力、淨值價值，以及融入群體而非突出等特質的執著。這樣的執著顯現在親朋好友因為不知道該如何回應，就脫口而出的尷尬之語「真可怕」當中，但是我們需要聽到的其實是「你真的做得很好」。這樣的執著也顯露在我們被排除在生日宴會的邀請之外，以及慢慢被疏遠的友情裡。

不論是一位母親在拿到孩子新出爐的診斷結果之時，抑或是某人在面對至愛至親剛得知他們確診了某種將改變一生的病狀之時，許多人都因此陷入沉痛的悲傷，奇怪嗎？莫里斯在書中寫道：失能者每天都要面對很多損害他們存在價值的訊息。我們這些提供協助的人也暴露在相同的訊息之下，只不過我們有權利去選擇是否要沉落其中。

愛莉·葛莉絲（Aly Grace）是一位澳洲的自閉症作家，她的孩子也是自閉症患者。她曾這麼寫：「大家對於失能孩子的感覺，並不存在於真空裡，而是源於一個身心健全主義的社會之中，這個社會從失能孩子一出生時就貶抑他們，並教導其他人也這麼做。」身為父母、伴侶、手足與摯友，我們能做的最重要事情之一，就是去拆解與分析其他人告訴我們的失能相關資訊。這些訊息是真的嗎？或者，這是非失能者的觀點嗎？最有效的做法，不僅是要去質疑所有我們看到、得到的資訊，也要去找到訴說自己故事的失能者聲音。

不同觀點

當我在網路上摸索，試著釐清我們母子的新現實時，各種非自閉症者——主要是父母與醫療專業人員——置放於網路上的資訊，多到可以把我淹沒。飲食、療法，還有反對接種疫苗團體。有醫療保險的美國人，每週會為自己的兩、三歲孩子花費五十個小時的密集治療。每週五十個小時！我認識的大多數人，就算是全職的工作，每週的工作時間也不到五十個小時。太離譜了。然而話說回來，我又懂什麼？我對自閉症根本就沒有太多瞭解。我接觸到的所有資訊都來自於片面觀點。但是如果我身邊的人，一直都認為我兒子有殘缺、需要訓練與修補，那麼我對我們兩人的未來，永遠都會心懷恐懼。因此我很清楚自己必須找到其他的出路，不然我們母子都會非常悽慘。

我的轉捩點始於接觸到潔思．威爾森的部落格《媽媽日記》（*Diary of a Mom*）。她的二女兒布魯克（非本名）三歲被確診自閉症時，潔思開始寫部落格，她希望藉著書寫，去試著理解母女兩人一起在世界上的這趟旅程。多年來，有某種東西改變了潔思。她從不知所措與恐懼，漸漸變成樂觀與感激。是什麼改變了她？是她所發現的一些成年的自閉症患者。這些成年自閉症患者寫下並談論他們自己的親身經驗。潔思發現以往自認為真理的想法——自閉症是場悲劇——根本就不是事實。

潔思承認：在她第一次聽到「自閉症」這三個字和女兒產生關聯時，她直接衝到馬桶邊狂吐。潔思花了好一段時間才瞭解到，這種的具體生理反應，正是來自社會在談論失能——特別是自閉症時——的態度。自閉症之聲（Autism Speaks）這類大型慈善機構，到現在依然靠著製造恐慌來籌募基金。當組織團體仰賴諸如憐憫、悲哀、恐懼等負面情緒來募款時，失能者的生活就會受到直接衝擊，因為某些人對於特定失能狀況的唯一認識管道與觀念的形成，全都來自於這類組織團體。

當潔思理解到自己的恐懼，其實是社會對於失能者看法的內化結果，而非實際親身經驗時，事情就發生了改變。她「開始剝開層層外皮，並慢慢地有能力說『原來如此』，這其實就像人性的其他層面一樣，是件具有許多不同面向的事情。在這些面向中，有些部分可能很殘酷、有些部分令人沮喪，但也有些部分會讓人感覺不可思議地驚喜。」

透過潔思．威爾森，我認識了芭爾芭．瑞騰巴哈的作品。現年四十多歲的芭爾芭是位沒有語言能力的自閉症患者，她描述自己是個「偽裝成不會思考的人」。被女兒芭爾芭笑稱為「愛女狂魔」的芭芭拉，是位活潑、精力充沛的母親，也是決定要儘可能提供芭爾芭最多機會的人。芭爾芭十九歲開始學習打字，也就是大家一般稱為促進性溝通（facilitated communication）的方式，來與外界溝通。她學得非常辛苦，且一開始對這件事的興趣不大。對她來說，打字似乎和其他困難的事情沒兩樣，而當時的她認定自己只能愉悅、安逸地過日子，把生活全交由他人打理，也不太會去做些自我挑戰的事情。然而，後來她驚訝地發現自己非常喜歡年輕教育心理學家露薏絲．皮斯洛夫斯基的陪伴，而且很快地就領悟到自己不但有非常多話想說，也想從自己特殊的觀點出發，為這個世界貢獻一己之力。她們兩人踏實地為這個目標努力，並成了朋友與同事，後來花了十年的時間共同完成了一本書。《我可能就是你》（*I Might Be You*）是芭爾芭以一個沒有語言能力的自閉症女子所描述的親身經歷，以及她和露薏絲在尋找自己如何與這個世界溝通時所建立起來的關係。兩人的第二本書《思維多元性》（*Neurodiversity*）是一系列論文，由露薏絲（她有注意力不足過動症）與芭爾芭輪流執筆。相較於第一本書，這本書只花了兩人四年的時間。《思維多元性》關注的是不同的人在概念上有何差異，以及為什麼所有人都需要透過學習、內化來發揮自己的力量。

我和露薏絲聊她與芭爾芭在一起的情況時，她說與「偽裝成不會思考的人」工作時，最重要的事情就是把他們當成最棒的思想家。換言之，你必須仔細傾聽。透過打字而更能清楚傳達自己興趣所在的芭爾芭，想要閱讀（以及透過有聲書聆聽）哲學與歷史方面的書籍，並希望專注在神經多樣化思想家主題的撰著上。這個願望在智能上的挑戰，遠超過任何人曾經以為她可以達到的目標。芭爾芭自己寫道：她高中時期的特殊教育，無聊到讓她大部分時間都在神遊太虛，以及花時間平靜心情。然而一旦有人把她當成可能對智識產生興趣的人對待時，她的成長有目共睹。

閱讀芭爾芭的文字，讓我有機會一窺自己從未親自經歷的世界。儘管人與人之間的經驗永遠不可能完全相同，但她的作品卻讓我能夠更深刻地瞭解兒子的生活，而這是任何非自閉症專業人士或專家都不可能提供的資訊。從她那兒，我知道努力想要溝通是什麼樣子；被大家當成「思想能力低弱者」是什麼樣子；從一個全然不同卻又無所不包的感官角度欣賞這個世界，是什麼樣子；以及就算沒有口語能力，依然可以活得多麼美好、多麼歡樂而圓滿。儘管二十四小時都需要個人照護並協助她最基本的生活需求，芭爾芭依然活出了令人難以想像的豐富與可能性。看到芭爾芭的生活，我對兒子的未來再也不害怕了。亞瑟和我需要的僅僅是正確的協助；他可以像其他人一樣，擁有一個令人驕傲的生活，儘管這絕不輕鬆。芭爾芭是第一個承認活在自閉症軀體中的生活，什麼都可能，就是不可能輕鬆。儘管如此，那依然是種棒透了的生活。

關於沒有語言能力的自閉症描述，《保母俱樂部》與芭爾芭．瑞騰巴哈兩本書相比，差異非常明顯。一種角度是從外向內，亦即非失能者看待嚴重失能者的觀點，這個角度所描繪出的是一幅艱困、殘缺以及「錯誤」的畫面。或許如此看待一本一九八〇年代出版的童書並不公平。無數非失能父母的當代回憶錄，他們的觀點與《保母俱樂部》的切入角度也非常類似。反觀芭爾芭從自己角度出發的作法，雖然並未迴避她所面對的重重困難，但她仍然開心，並且幽默、自覺與聰慧十足。我們應該更重視那一種觀點？身為失能當事人親身經歷的角度？透過一片塗抹了殘缺、失落與磨難色彩的鏡片角度？還是透過一個對比了自閉症患者與典型化思維者之後，覺得自閉症患者有所缺憾的觀點？

看待失能的醫療模式與社會模式

透過社會看待失能者與慢性疾病患者的方式，來瞭解社會是如何形塑照護者對於自己照護對象的感覺，是非常重要的事。這樣的瞭解，可以在至愛至親不論是先天或後天失能時，讓我們深入洞察到自己可能會經歷的難過情緒。將失能與個人的身體連結在一起的醫療模式，一直主導著社會大眾看待失能者的方式。這種觀點假設失能會降低一個人的生活品質，進而把目標設定在縮小、矯正與治療，因此重點在於醫療專業人員的修補與改善手段，以讓失能者儘可能過著「正常」的生活。同時，失能者也必須盡最大努力去順應正常的價值。這是大多數非失能者藉以瞭解失能者的途徑，亦是幾乎所有文化對於失能者的理解之所以如此狹隘的原因。從照護者的角度來說，大家可能會期待我們「修補」我們所協助的人，另一方面，我們自己也必須努力過著愈接近「正常」愈好的生活。但是，看待失能者與慢性疾病患者的方式，還有另一種觀點。

社會模式清楚認知到排斥、負面態度，以及系統性隔閡，是失能者之所以無法完整參與社會的主因。這種觀點的最簡單範例，就是輪椅使用者缺乏隨意進出建築物的無障礙斜坡或電梯。問題的癥結不在於輪椅，而是缺乏無障礙斜坡或電梯。這類問題彰顯的不僅是他們實際行動的方便性，更聚焦在社會性，為了配合各種失能狀況的人，我們必須做出改變，包括不去貶抑任何人的生命價值、提供足夠的社會支援、各種型態的資訊（譬如點字、有聲版等）、提供行動便利性，甚至提供彈性工時，將身心損傷或失能所可能遭遇的狀況等健康因素納入考慮。

社會模式並不否認特定的身心損傷會導致許多生理挑戰。以慢性疼痛或焦慮為例，患者很可能會出現難以忍受的情況。不過社會模式的重點不是去為身心損傷或失能者加諸一層層不必要的困難，而是確保環境不會成為他們的障礙，阻擋他們去過他們所希望擁有的圓滿生活。從照護者的角度來說，社會模式允許我們去期待可以掌控的資源，譬如便利的大眾交通工具、社會福利的支持，而不是把焦點放在身心損傷本身這個無法掌控的部分上。

「照護者」這個名詞的問題

我聯絡娜塔麗．李（Natalie Lee），想要瞭解她撫育十歲視障女兒的狀況時，她承認自己很訝異。雖然從邏輯上來看，她確實是個照護者，但她對於看待自己照護者身分的這件事情，卻相當掙扎。女兒的視障代表家庭生活的改變。身為一個視力逐漸退化，終有一天會完全失去視力的孩子，女兒情緒上的需求非常重要。但是「照護者」這三個字，勾起了深深的不快。這個名詞讓她聯想到受害者與拯救者，而這樣的聯想，她說，讓人很不舒服。

和我交談過的照護者當中，娜塔麗並非唯一一個覺得這讓他們不舒服的人。曾廣泛以失能者權利與文化為題，寫過許多文章的英國記者法蘭西絲．萊恩博士（Dr. Frances Ryan）告訴我，儘管我們不應該帶著任何色彩去看待照護者這類詞彙，但事實上，因為我們社會看輕失能者與慢性疾病患者的現實依然存在，因此照護者三個字也持續帶有特定色彩。娜塔麗對於照護者與解救者之間的聯想一點也不稀奇。這樣的關聯源於失能者是受害者，他們沒有自主性，必須由非失能者照顧的慣性想法。

伴侶史蒂夫（Steve）五年前因為跌到而傷到脊椎的露絲．瑞吉威（Ruth Ridgeway），也表達了這個詞彙帶來的不舒服。露絲覺得「照護者」這三個字奪走了史帝夫的自主性，而且會讓其他人相信他需要完全依賴自己。在她的認知中，照護者是照顧他人所有生活需求的人，譬如餵食與洗澡。史帝夫坐在輪椅上，但他離完全依賴露絲的程度還遠得很。他可以處理所有他個人生活上的需求，也可以獨立地到處走動。提到兩人在家裡處理大小事的方式，這對夫妻寧願用「協助」這個詞彙。露絲所提供的協助，端視史帝夫的健康狀況而有所不同。史帝夫的脊髓損傷留下了慢性神經痛的毛病，有時候會嚴重地影響到他的睡眠。脊髓損傷所造成的其他問題，譬如需要使用導尿管，也相當耗時。因此露絲扛下了烹飪、清理以及購物等較多的家庭責任，讓史帝夫能從容打理自己。她另外也擔負了大部分的財務責任。史帝夫自己開設公司，但有時候必須以他的健康為重，得把生意的重要性往後挪，因此兩人大部分的收入來源，就落在了露絲身上。這樣的生活很不容易，有時候很多壓力都壓在露絲的肩頭上。但是在露絲與史帝夫的心中，這樣的安排並非照護。這是在協助自己的伴侶。

萊恩博士說，根據這些年間她所訪談的失能者，「協助」這個詞彙的接受度，一直高於「照護」。連她自己也只會在父母照護失能孩子的情況下，使用「照護者」這三個字。她覺得照護者與完全依賴者之間的聯想，用在孩子相關的照護上比較合適。這或許也說明了為什麼與兒子有關的事情上，我使用照護者這個名詞，並沒有任何不舒服的感覺。不論我們對這個詞彙賦予了多麼負面與狹隘的觀念，是對還是錯，語言都是至關重要的溝通工具，對於一個已經遭到邊緣化的群體來說，更是如此。照護他人其實就是提供他們協助。然而在大家有能力使用「照護」與「照護者」這些名詞，而不帶任何負面隱喻意義之前，我們或許需要更大規模地剝除社會對於失能者的負面想法。

電視喜劇節目腳本作家莎拉．吉伯斯（Sara Gibbs）在二〇一八年根據自己被照護的經驗，在推特上修正了幾件事情。多年來，很多別人認為簡單明瞭的事情，莎拉卻始終需要奮力掙扎。三十歲那年，她終於確診自閉症。她在推特上描述其他自閉症孩子的父母如何以她根本不瞭解他們孩子所經歷的掙扎而敷衍她。在這些父母的眼中，她在事業上的表現卓越又成功，而且口語能力很強。莎拉在一段長長的文字中詳述，是她丈夫的全力支持，才讓她能夠繼續工作。我和她對談時，她證實家裡大大小小的事情幾乎全由她先生負責，包括所有的採購、做飯、清理，還有他們的社交生活，都是她先生一手打理。這樣的安排給予了莎拉工作的空間，如果沒有她先生的全力支持，她說她的寫作不可能達到今天的成就。她堅信公開談論支持與協助會對失能者產生怎樣的影響，才是正確與公平的事情。對她來說，這個影響造成的差異，就是一份蒸蒸日上的工作，或根本不可能工作。她的先生只不過同時也是她的照護者，關於這點，她覺得完全沒有應該羞愧的理由。

儘管「照護者」這個詞彙暗指我們當前文化所認知的單向協助，但是就算是高強度的個人護理，照護也不見得是一條單行道。我兒子或許需要我的協助才能維持人身安全，也需要我設法將他周遭環境變得系統化，便於他利用，然而他回饋給我無盡的愛、數不清的笑聲，以及從獨一無二的觀點看待這個世界的方式。在史帝夫飽受極度疼痛時，露絲或許必須處理家中所有的大小事情，但是史帝夫卻也給了露絲情感上的高度支持、權充司機，以及是露絲絕佳的伴侶。在失能協助的領域中，大多數的夫妻可能都是這樣的狀況。儘管夫妻生活中的大多數瑣事，莎拉・吉伯斯都要依賴丈夫約翰去處理，但是約翰卻經常提醒莎拉，綜觀全局，她其實比自己還要優秀。支持與協助絕非單行道。

從另一個角度看待失能

如果我們不是透過悲劇、失落以及憐憫的負面描述看待失能，而是從一種精確細膩、有喜有悲的平凡生活去正視失能，會是怎麼樣的一種景況？

奇耶倫與蜜雪兒・羅斯（Kieran and Michelle Rose）和我一起坐在他們的廚房裡，圍著桌子喝茶時，他們告訴我他們的小女兒麗維（Livvy）確診自閉症的過程。羅斯一家人在作戰日那天（在網路上，許多父母把孩子確診當日稱為作戰日），不但沒有滿懷恐懼與悲哀，反而在麗維的要求下，慶祝了一番。奇耶倫是位自閉症顧問以及作者，二十三歲時確診自閉症。家裡三個孩子中的老大昆恩（Quinn）七歲時確診自閉症。全家人很早以前就知道麗維也是自閉症患者，然而因為她識字早慧（亦即高讀症，也就是閱讀與語言運用能力高於同齡者），在兩歲的時候就透過「當個創世神」（Minecraft）的遊戲而學會了閱讀，在學術上的表現也異常優秀（她有天才的智商），因此除了她高度的焦慮問題外，醫生與教師們都不太願意對她進行評估。事實上，羅斯家人在帶她赴診進行追蹤檢查時，他們最擔心的事情是，專業人員可能會拒絕對麗維進行診斷。當麗維得知自己很快就會像老爸和大哥一樣，被認定為自閉症者時，她興奮地要求買蛋糕、開慶祝會。那天下午，夫妻兩人帶著麗維離開醫生診間，手中拿著麗維的正式診斷證明時，這丫頭問父親：「所以，我現在也跟你一樣是個自閉症患者囉？」奇耶倫回答她：「你一直都是個自閉症患者，只不過現在其他人才知道。」然後他們買了一個蛋糕回家慶祝。六歲時，麗維就認為自閉症是件好事，而確診證實了許多其他思維典型化同儕毫不費力就可以完成的事，對她來說都曾是挑戰。

這個故事的情節與一般自閉症確診故事的差距何止天地。竟然有這樣的家庭，如此全心且公開擁抱自己與常人思維不同的事實，並把確診結果當成慶祝的理由，實在相當罕見。大多數的家庭現在都做不到這一點，歸根究底就是因為大家以醫療模式看待失能，把自閉症框限在缺陷的範疇內，而非羅斯家認定的與眾不同。奇耶倫是第一個告訴大家：將自閉症視為與眾不同思維的觀念，並不代表自閉症者不會面臨巨大挑戰。他成年後的人生，就是不斷循環的精疲力竭，而大部分的原因是他一直在掩藏自己的自閉症傾向，以及努力把自己當成典型式思維者的生活。他很清楚他的孩子們未來會面對的那些挑戰，但是這家人把自閉症視為與自己本質不可分割的一部分。自閉症其實無關好壞，就只是自閉症而已。

羅斯家的自閉症孩子有額外的挑戰，卻也具備特別的技能。對他們來說，挑戰可能非常嚴苛，而他們需要的適應力與支持，也並非總唾手可得。然而這不代表奇耶倫或蜜雪兒（她不是自閉症患者）希望自己的小孩是典型式思維的人。孩子生長成什麼樣子，就是什麼樣子，他們夫妻兩人無法想像試圖改變孩子或反抗孩子原本樣貌的情形。他們只看到自己身為父母的責任，不論孩子的需求是什麼，他們都要為每個孩子提供最適當的協助與支持。

榜樣

父親或母親與孩子有相同的失能狀況，在我心中無疑具有相當優勢。當孩子看到父親或母親應付自己的損傷或失能、為自己發聲，並運用各種適應方式努力生活，就表示這些全是正常而平凡的事情。但許多失能的孩子或剛失能的成人都沒有這樣的榜樣，他們必須尋尋覓覓。若是主流媒體以較好的方式呈現失能者的樣子，對當前的情況會不會有所幫助？

海莉．哥倫伊歐瓦斯卡的女兒娜蒂大約一歲時，正在康瓦耳郡當地小城逛街的海莉腳步突然被釘在了地上。一家衝浪用品店大櫥窗上擺放著一張唐氏症小朋友展示孩童服飾的照片。後來她才知道照片上的小模特兒是那家童裝品牌老闆的孩子。那是海莉第一次真正發現：自己從來沒有見過任何唐氏症的兒童服飾模特兒，遑論其他失能情況的兒童服飾模特兒了。她決心改變這樣的情況，於是積極聯絡許多當地品牌，詢問對方是否願意考慮在宣傳時讓自己女兒上場。Frugi 這個利用有機材質製造兒童服飾的品牌接受了海莉的提議，並在下一次的宣傳中啟用娜蒂。這件事上了全國新聞頭條，海莉與娜蒂也受邀參加電視晨間節目，談論這段過程。娜蒂成了英國第一位在全國性「開學季」宣傳活動中擔任主角的唐氏症孩子。

海莉和我首次通電話的那天稍早，我心血來潮地衝進一家知名的時尚品牌，給女兒買了好幾條緊身褲。在店裡晃過男孩服飾區時，我環顧四周，然後從心底發出了笑意。店裡的海報除了特寫一長排各個種族的孩子外，還有一張海報中的主角是一個有膚色沉澱問題的小男孩。從海莉現年十三歲的女兒當初因為出現在一張廣告裡而上了全國電視網，到現在時尚產業的廣告運作，兩者之間的天差地遠，讓海莉與我想到就情不自禁地大笑。環境正在緩慢地改變，但仍有很長的一段路要走。

愛瑪・加德納（Emma Gardner）在倫敦首屈一指的創意廣告公司中擔任創意總監，有個罹患了罕見基因疾病的五歲女兒朵蒂（Dotty）。經過了孩子確診的憤怒與悲傷後，愛瑪理解到那些令自己難受的感覺，其實大多數都是社會問題。於是她開始在工作場所提出更難以回答的問題。為什麼我們不談失能問題？為什麼當他們看到我女兒坐在輪椅上時，都會面帶憐憫地歪著頭？怎麼都沒有聽到失能者的正面故事？為什麼失能者都要被藏起來？愛瑪覺得自己非常幸運，因為女兒給了她機會，讓她能在自己所處的產業中，問出這些真正具有挑戰性的問題。之後，愛瑪開始組織創意產業的失能者活動、說明活動，並將媒體納入活動中。她承認自己其實很害怕，因為我們都不希望傳遞錯誤的訊息，也不希望在過程中犯錯，特別是我們並未親身經歷過失能者的生活。然而若沒有人自發自願地站出來質問「為什麼我們不談論這些事情」，那麼沒有人挺身而出地質疑本身也會是問題的一部分。愛瑪自覺這樣的領悟來自她有一個失能的孩子，但是當她舉辦活動讓大家明白他們甚至從未想過要提出失能者的相關問題，或去陳述這類的事情時，她看到大家臉上出現了相同的覺悟表情。她說：「我們這些本應是真正受過教育的人，全都到處走、到處看，卻連想都沒有想過這方面的問題。」愛瑪身邊依然有一位親戚，每次看到朵蒂就會哭得稀哩嘩啦，並喃喃唸著真令人難過這些話。愛瑪已嚴正要求對方不要再有這樣的反應。但她也知道那些影響她女兒日常生活觀念的始作俑者，其實是媒體，因此她決心要致力於解決這個問題。

在傳統上，主流媒體並不把失能者視為完整人類，也不認為失能者適用一般的人道主義，相反地，主流媒體會因大家都看得到的殘缺而凸顯失能者。我們大多數人應該都記得自己看過的那些長達數小時的電視募款節目。節目訴說著一個又一個的故事，告訴觀眾孩子們是如何努力地想要克服無法跨越的難關，藉以刺激坐在家裡的非失能觀眾，拿出他們辛苦賺來的錢，踴躍捐給慈善團體。作者肖恩．柏考（Shane Burcaw）描述自己八歲時，為了讓觀眾解囊捐款，曾被人推著輪椅出現在攝影機前的親身經歷。罹患了脊髓性肌肉萎縮症的柏考當年同意在勞動節的肌萎縮症協會（Muscular Dystrophy Association，縮寫 MDA）募款節目中現身說法，這個節目每年都為肌萎縮症協會帶來數百萬或上千萬的善款。在那個現場節目的數百萬名待在家裡的觀眾面前，有人描述他想和朋友一起奔跑在遊樂場上、擺脫限制他行動的輪椅這類夢想，這讓肖恩感到羞愧。他不認識描述這些事情的主持人。肖恩從未想過走路。他的輪椅可以帶他去任何他想去的地方。然而在那位主持人的描述中，自己似乎整天都躲在臥室中哭泣。那是肖恩第一次理解到這個世界看待自己的方式。在世人眼中，他是個需要人同情的人、是個過著絕望與消沉生活的人。這一切全都是為了募款。他繼續描述在超級市場裡，老太太們會如何走近他的母親，致上她們的哀悼。肖恩這個無比幽默的作家，覺得自己的幽默感正是根源於此，他的臉皮也是因此而愈來愈厚。他寫道：「社會弄錯了，然而這個錯誤從數百年前失能者遭到驅離，到現在，早已根深蒂固到不可撼動的地步，生氣於事無補。這只是再一次證明，大笑要容易多了。」他補充：失能不代表悲傷，如果我們看待失能者的觀點，全是透過非失能者的鏡片而來，那麼這些故事就是我們被出賣的過程。

勵志色情片

「勵志色情片」是澳洲社會運動份子與喜劇演員史黛拉．楊（Stella Young）所發明的詞彙。靠輪椅行動的史黛拉．楊在二〇一四年的一場ＴＥＤ演講中講述了自己在教師實習時，班上一位十一歲的男孩子打斷了她上到一半的課程，並問她什麼時候要開始勵志演說。她解釋，就像大多數非失能者一樣，這個男孩與失能者的相遇，本身就是一個勵志事件。她說：「我們都被騙了。大家都在推銷失能就是壞事的概念。而且，『壞事』這兩個字還要用粗體凸顯。如果你和失能者生活在一起，那麼你就成為非常特別的人。其實失能不是件壞事；與失能者共同生活也不會讓你變得特別。」

勵志色情片是指為了非失能者的利益而物化失能者的影片。它們在網路爆紅並被大量宣傳、分享，內容都是失能者為了能讓非失能者自我感覺更好而努力生活，譬如失聰的寶寶第一次戴助聽器、半身癱瘓的新郎在婚禮當天被朋友撐扶而起，為的是要和新娘共舞。這些廣為流傳的影片目的在於激勵非失能者，而失能者則成為故事訴說過程中的媒介。這種故事也可能藉由某位非失能者扮演拯救消極被動的失能者角色來傳遞，譬如某位相當受到歡迎的非失能孩子，在高中因為邀請一位失能孩子參加畢業舞會而得到英雄般的對待。又或者在二〇二〇年的奧斯卡典禮上，西亞・李畢福（Shia Labeouf）與一起演出《花生醬獵鷹的願望》（*Peanut Butter Falcon*）的查克・格薩根（Zack Gottsagen）同台而被媒體盛譽為「了不起的傢伙」，只因為查克是唐氏症患者。

有多少次你看著這些陳述失能者故事的影片，聽著大家直接或間接地說著「你的藉口不是藉口」。這句話的隱喻是說如果失能者可以做某件事，那麼身為非失能者的你，還有藉口說自己做不到嗎？大家鼓勵非失能者與失能者比較，然後得出的結論是：不論情況多麼糟糕，還好自己不是失能者。勵志色情片深植在我們對於失能的文化理解當中，也流動在所有協助失能者之人的血液中。

莫里斯寫道，失能者每天都要面對各種敗壞他們存活價值的訊息。我認為照護者身上的責任之所以沉重到必須辛苦扛負，有部分原因也是歸咎於此。我們存活於其中的社會，執著地堅持生產力與生產成果的價值。如果我們不重視失能者的生活，就無法以支持與協助生能者的角色得到重視。如果我們身邊的訊息都是在告訴我們，失能者的存在，只是為了讓我們更滿意自己的生活，那麼等到我們的伴侶或父母成了失能者，而我們成了他們的照護者時，會是什麼樣的狀況？當我們這一輩子所接收到的訊息，都在說失能是我們可能碰到最倒楣的事情，那麼失能一旦主導了生活，我們就會在身上堆疊出一層層不必要的悲哀。

交叉點

直接或間接詆毀失能者的情況，很可能會因為額外增加的交叉點而加劇。有失能者的家庭當中，約有百分之三十生活在貧困當中。不論是因為工作場所缺乏適當的活動通道或支援，還是缺乏聘僱者提供給失能者或照護者可能需要的彈性，都讓工作——或依照個人時間分配儘可能爭取更多的工作時數——變得困難重重。再說，失能者本身或扶育失能孩子的成本非常高，與失能者相關的支出，每個月平均花費就要五百五十英鎊（大約兩萬兩千台幣）。對於那些可能本來機會就有限，並掙扎著復出重新找工作的家庭來說，貧困又帶來更多的問題。

舉例來說，如果你沒有房子，可能就會碰到其他的麻煩。有一位和我談過的母親，最近才遭到房東強制遷離。她有兩個自閉症的孩子，其中一個孩子有嚴重的學習障礙。他們住在公寓二樓，每當她兒子夜裡出現睡眠問題時，就會不停跳躍。後來因為樓下鄰居持續的抱怨，房東把他們趕了出去。之後母子三人被安置在不合適的臨時居所中住了好幾個月，孩子因此產生了極大的精神壓力。等到相關委員最後終於做出裁決，提供他們較長期的住所時，委員會竟然完全漠視母子三人之前遭到強制遷離的原因，又安排他們住在二樓的公寓中。這位母親在房屋署哭著解釋她兒子的行為與需求時，官員告訴她只有輪椅使用者才會被安排在一樓，而她的兒子並非輪椅使用者。之後，經過了許多個月以及多次辯論後，這家人終於有了一個比較合適的短期住所。

無論一般大眾相信的是什麼，許多有失能者的家庭，很可能要等上許多年，才能等到符合失能者行動與其他需求的住處。家裡的房間無法讓失能者進出、照護者必須抱著失能者進出浴室或臥室等輪椅或其他助行器無法到達之處，更是失能者家庭長年需要面對的現實。目前的居所無法滿足生活需求的失能者，英國有一百八十萬名。

捉襟見肘的財務狀況，讓照護難度雪上加霜不難想像，但種族歧視也會增加照護的壓力。史黛西．李（Stacey Leigh）的兒子是自閉症患者，她告訴我身為一位扶養非裔兒子的非裔母親，她經常要擔心兒子若在警察面前行為失當，不知道會發生什麼事。從兒子兩歲起，史黛西就一直試著教導他，如果警察和他說話，他一定要停下來仔細聆聽的重要性，她還用玩具警察車試著讓孩子記住她所教導的這些事情。對警察的詢問，若沒有以預期的方式回應，非裔種族遭遇到的後果可能要比白人嚴重得多。

瑪爾瓦（Marva）是十一歲男孩里昂多（Liondo）的母親；里昂多與亞瑟就讀同一所學校。瑪爾瓦和我經常交換資訊，包括失能津貼相關的各種表格，以及聖誕節禮物與出遊對我們兒子的好處與構想。兩個小子有許多共同點，興趣也有很高的重疊性。

瑪爾瓦原籍牙買加，他們母子在大眾場合所經歷到的陌生人對待，與我和亞瑟的經歷大相逕庭。里昂多比同齡的孩子高，黝黑的膚色偏暗。里昂多情緒崩潰時，母子兩人有時會遭遇到他人公然的惡意對待。甚至有天在等公車時，還碰到有人對里昂多飽以老拳，說他的行為是對他們的挑釁。瑪爾瓦撫育一個非裔失能孩子所要面對的挑戰，要比我撫育一個白皮膚孩子的挑戰大多了。不同膚色人種之間的藩籬，因為身心健全主義而進一步深化，在我們的社會，也是大家司空見慣的情況。

在我開始領悟到可能被自己的想法誤導，認為兒子將會像個失能者一樣生活時，我就有能力去分辨真實與想像的恐懼了。我確實有真實的恐懼。我擔心政府的財政會讓特殊教育缺乏資金維持，我也擔心社會福利體制不完備，把太多超過負荷的工作全留給無薪照護者去解決，造成嚴重的後果。二〇一八年在波士頓大學舉行的「學習障礙者死亡評估計畫」（Learning Disability Mortality Review Programme）清楚解說了我最大的恐懼之一。根據平均值資料，相較於非失能同儕，我兒子很可能會因為可預防的因素而早逝二十年，原因在於他的學習障礙。這些並非想像出來的恐懼把我嚇壞了。但是這些恐懼的根源，還是相同的問題，那就是社會拒絕接受失能者與非失能者其實具有相同價值的概念。處理我自己根深蒂固的身心健全主義，是為我兒子爭取公平接受教育的管道、擁有機會、擁有高品質的健康保險以及社會福利支持的開始。如果不承認自己曾經是個懼怕和憐憫那些有學習障礙的人，我做不到這些。

肖恩．柏考這麼寫：「從我剛開始有記憶起，我的身體、社會，以及周遭的世界就一直在灌輸我相同的訊息：你是個跟其他人不一樣的病人，你的存在就是個悲哀。既定的程式把大家全設定成那種要為我感到難過的人，還要他們清楚瞭解我的生活沒有任何品質。有時候，外界認為我的生活必然消沉又悲哀的認知是如此執著，以至於我都會將這樣的感覺內化，並任之發展成各種對自己有害的信念，認定自己就是個累贅，即使是最愛我的人，我也一樣會成為他們的負擔。」

在挑戰這些負面認知的工作上，身為照護者的我們扮演著極其重要的角色。我們並不是要否認失能與殘疾者或罹患慢性疾病患者一起生活的困難之處，也不是要假裝生活只有安樂美滿。我們要爭取的是大家承認失能者的生活與非失能者的生活具有相同的正當性，也可以過得一樣充實。

我是個天生的樂觀主義者，所以可以想像出一個完全不同的社會。在這個社會裡，生出唐氏症寶寶的新手媽媽會收到助產士的恭喜、脊髓損傷者不需要擔心他們該怎麼上下班，因為大眾交通工具與辦公室都有讓他們方便行動的設施，而視障者也不乏願意為了網羅他們而進行工作場所改造的老闆。大家不妨想一想，如果剛加入失能一族的人，可以把全副心力都用來適應自己的身心障礙，而不是去面對來自社會的各種偏見與排斥，該有多好。

在這樣的世界裡做一名照護者，令人恐懼的程度，就很可能大幅降低。因為在這樣的世界裡，照護者不是被同情或被置於神壇上的人，而是會被自然而然接受的對象。這樣的社會並不能消除我們經常無眠的夜晚，也無法讓我們在面對至愛至親的慢性疼痛時，心中少難過一些。但是如果可以不必去為至愛至親爭辯、爭取大多數的基本權益，我們可以節省多少精力與心力？如果我們可以大聲反駁失能是人生最悲慘事情之一這種想法，可以避免掉多少悲傷？

第四章

期待

EXPECTATIONS

「這不是你的故事結局，只是你意料之外的一個轉折。」

——傳記作家、小說家與散文作者雪若．史崔德（Cheryl Strayed）

在瑪麗．蘇珊（Mary Susan）與肖恩．麥肯納（Sean McConnell）填寫收養文件時，兩人決定不要勾選那個有興趣領養特別需求孩子的方格。二十六歲的他們自認對於生養孩子幾乎一無所知，更不要說要撫育失能孩子了。然而因緣際會，他們委託的那家辦理領養的機構，透過電子郵件送來的孩子資料並不符合他們的要求。資料中詳細提供了一個目前住在迦納孤兒院的一歲女童資訊，而這個孩子的某些特點抓住了這對夫妻的注意力，讓他們當下就知道這孩子注定將成為他們的家人。領養機構提供的資料說的非常清楚，女童確診腦性麻痺，但沒有更多的說明。他們打算迎接這樣一個毫無所知的未來嗎？瑪麗．蘇珊與肖恩的答案，讓他們自己都感到驚訝。他們百分之百想要這麼做。於是兩人計畫第一次的探訪，要去看看這個他們將命名為阿比艾拉（Abiella）的小丫頭。

在瑪麗．蘇珊和我第一次討論領養程序是怎麼回事前，我一直以為他們完全瞭解阿比艾拉的失能狀況，然而她卻說實際情況與我的臆測剛好相反。搭機前到迦納前，兩人去了一趟當地醫院的小兒科，詢問他們屆時應該儘可能取得些什麼樣的資訊。醫生告訴他們，根據目前掌握到的極少量資訊，他們最好在確定實際情況前，假設孩子可能是各種重度失能。那位女醫生教了他們一些訣竅，讓兩人能夠大概瞭解孩子是否有視覺障礙、聽覺障礙，或任何肌肉與四肢的控制問題。首次與孩子見面期間，夫妻倆每天下午都待在孤兒院園子裡的一棵大樹樹蔭下，增進與阿比艾拉的熟悉度。當阿比艾拉跳起來時，肖恩與瑪麗．蘇珊歡欣雀躍，因為他們確定孩子有一些聽力。但身體的問題或障礙，在這對夫妻倆眼中，並沒有被視為缺憾，相反地，兩人將孩子透露出來的每條線索，都看成是她對他們以及周遭環境所釋出的反應，他們覺得自己就像在收集與阿比艾拉相關的知識。肖恩與瑪麗．蘇珊當時並不知道阿比艾拉是否能看到東西，但可以用聲音與她溝通，直到他們對她有更多的瞭解。他們一直到大概一年後的第三次探視，才把阿比艾拉帶回他們在美國田納西州的家，但儘管到了這個時候，這對夫妻依然不確定阿比艾拉的完整失能狀況。

阿比艾拉的需求，在他們的眼中，就只是事情應該如何安排才對孩子最好，而非讓他們心驚肉跳的身體缺失。兩人身處在堅持把失能看成是缺憾的文化中，然而瑪麗．蘇珊與肖恩不但選擇了正向思考，也選擇從一條更具挑戰的路走向他們的為人父母之道。女人懷孕時，經常會聽到大家說「我不在乎男孩還是女孩，只要健康就好。」但是若我們的孩子生下來就不健康或失能呢？如果我們的伴侶、手足或父母成為失能者，或罹患了慢性疾病呢？我們真的可以期望自己一生都過得順遂、平坦無礙，身心永遠不會受到損傷、病痛的折磨嗎？

瑞塔．艾肯斯坦（Rita Eichenstein）是一位以洛杉磯為主要工作地的小兒神經心理學家，專業領域是她描述為非典型孩子的家庭輔導。瑞塔解釋，根據她的經驗，在意外的診斷結果出爐後，讓大家陷入折磨當中的因素，其實是我們自己的期待。在她的著作《意外》（*Not What I Expected*）當中，她說瞭解我們自己的個人與文化期待——真正仔細地檢視這些期待——是邁向放開這些期待之路的重要一步。她的客戶歐拉（Ora）年幼的孩子已進入了生命末期，她也是安寧病房的照護工作人員，她非常清楚地表達了自己的立場。奧拉告訴瑞塔：「試想一下，如果小寶寶醫生下來就會控制大小便，那麼尿布就不是我們正常的期待。這樣的環境下，生下一個需要使用尿布的寶寶，大家就會認為這真是一場悲劇。需要在孩子出生後的兩年間為他更換尿布，看在他人的眼中，就是悲慘。但是每個為人父母者都會換尿布。為什麼？因為那是父母的天性。」

當我們的期待與事實出現差異時，我們就會陷入磨難當中。我們感到悲傷、氣憤、迷惘、恐懼與不滿，都是很自然的人性。不論有意識或無意識，每個人都有期待。我們可能已經準備好了要享受空巢期的安靜與自由，直到年邁的父母因為健康問題，再也無法獨居。或者，我們已經準備接受一份國外的工作，身邊的伴侶卻罹患了慢性疾病，讓出國的計畫落空。成為一名照護者，也代表一種關係結構的改變。夫妻中的一方突然非常倚賴另一方；年邁的父母，在當了一輩子家長後，必須離開自己的家，搬去與其中一個孩子同住。就算我們接受這些情況可能在未來出現，但這些事情依然不會輕易地在我們生活中與期待平起平坐。遇到這些情況，每個人都需要進行極大程度的調整。儘管如此，我們還是可能在調適，以及時間的浸潤後放下期待，然後出發去尋找出新的常態。

奧拉向瑞塔解釋：她之所以能夠接受女兒的情況，不僅是因為她放下了自己的期待，也因為她放下了自尊。期待與自尊通常都連在一起，我們的自尊很可能因為期待現實處境與事實不同，或因為期待我們可以掌控自己的處境，而讓我們過得辛苦。舉例來說，如果父母在大庭廣眾之下突然失禁，我們或許會把這個事件看成是老人家當前處境下的倒楣情況，但也可能覺得丟死人了。尷尬可能帶來不滿與憤怒，因為我們的腦子在碰到這種事情時，會覺得不公平而陷入憤怒。這樣的感覺並非過錯或不自然，但它們最後會帶來更多不必要的苦悶。儘管不容易，但放下期待才可以再重新架構期待。

失落感

和麥肯納夫婦不同的是，我一開始**確實**把兒子的確診視為一種缺憾。正式診斷結果出爐後的數個月，我一面倉促地試圖把需要協助他的方方面面都串在一起，一面不停想著那些可能永遠也不會發生的事情。他可能永遠都不會說話，因此不會告訴我他晚上做了什麼夢、白天在學校做了什麼事，甚至無法告訴我他哪裡痛。直到這時，我才發現自己以前想都沒有想過希望生下的孩子可以告訴我他哪裏痛。我們有許多無意識或不自知的期待，等到我們覺知到這些，也是這些期待落空的時候。小孩子會走路、會說話，全是我們認為理所當然的事情，但情況並非必然如此。亞瑟在確診前不久脫口說出了生平最初的幾個字。我對一位家中孩子比亞瑟大的朋友說：亞瑟開始說話了。她嘲笑我語調中的寬慰，然後回答：「當然開始說話了啊，不然妳以為他到十八歲都還不會說話嗎？」在她的世界裡，孩子的發育理所當然，而她也以為所有人都一樣。

瑞塔・艾肯斯坦解釋：其他動物只會因為已經確實發生了的損失而悲傷，身為人類的我們是唯一會為抽象損失而悲傷的物種。換言之，從來沒有存在過的東西有所損傷，也會讓人類難過。這就是期待的失落——不論期待的是孩子會說話，抑或期待身邊的伴侶可以在孩子離家後，和自己一起環遊世界，但是伴侶病況嚴重而無法成行。這都是因為人類具備了這種獨特的能力，會不斷臆想與擔心未來可能會發生的事情。

亞瑟確診初期，我的各種極端情緒如雪崩般坍落而至。後來當我試著拆解、分析並瞭解這些情緒時，眼前的處境就變得清晰許多。我確實有種失落感，而且嚇壞了，原因就跟潔思・威爾森對她衝到馬桶邊狂吐的解釋一樣（請參見第三章），因為我兒子會成為被邊緣化、被漠視，以及常常遭到惡言謾罵的少數族群。此外，我的悲哀也是因為我要向自己腦海中曾想像過、建構過，但再也沒有機會實現的人生告別。那是我可以帶著孩子搭飛機去探視澳洲親人的生活。那是亞瑟可以說笑話給我聽，並毫不留情地嘲弄他小妹妹的生活，就像我哥哥曾經對我做的那樣。那是我兒子可以流利地侃侃而談、學業成績能夠達到同齡學生的水準，以及未來有無限個選擇機會的生活。這些都是以前從未存在過，以後也可能永遠無法成真的生活，不過現在的我，對於亞瑟的未來會是什麼樣子，抱持著相當開明的心態。那是一種抽象的缺憾，但感覺卻非常真實。

與真實生活中的缺憾相比，把這些抽象的失落感當成瑣碎而毫無重要性的感覺擺脫，不會太困難。但是失去了想像的未來，卻可能非常嚴重，因為我們會感覺到真正實質的失落。剛開始，在知道亞瑟未來一生將要面對的所有挑戰時，我的心再次感受到母親過世時那樣的疼痛與沉重。我並不難過，因為他的情況與母親不同。然而一想到我們大多數人都視為理所當然的事情，他這輩子卻要費盡力氣去做，我就覺得自己被扯成了碎片。此外，我也害怕自己在幫助他的這個工作上，做得不夠好。

但是就像瑞塔．艾肯斯坦所說的：「我們究竟丟失了什麼？我們丟失的是完美孩子的幻想。」一領悟這個道理後，慢慢放開幻想的過程就有了開端。我理解到自己對一個想像的孩子其實並沒有興趣。我想要的是一個在我面前活生生、會呼吸、會傻笑、會大叫、會忙亂有如旋風的孩子。

用悲痛這兩個字串接家中先天或後天失能的家人，是很常見的事情。自閉症作者與自閉症者代言人吉姆．辛克萊（Jim Sinclair）在他的文章〈別為我們哀悼〉（Do Not Mourn For Us）中，懇請為人父母者「如果一定要悲痛，請為你們自己所失去的夢想悲痛。但請不要為我們哀悼。我們還活著；我們是活生生的人，而且我們一直在這裡等著你們。」根據《韋氏字典》的定義，悲痛是指「因為死別或類似死別而產生的痛苦，深沉而強烈。」正是因為這個詞彙與死亡、哀悼有解不開的關聯，所以大家使用這個詞彙來描述他們對失能家人的感覺，讓許多失能的成人氣憤不已，是可以理解的事情。這是一個複雜而紊亂的議題。一如吉姆．辛克萊的認知，大家對於期盼落空的失落感，必須要有針對性的處理，處理完再拋諸腦後。對某些人來說，悲痛這個詞彙完美描述了面對至愛至親——不論是孩子、伴侶或父母——因為身心的損傷或失能，而將要經歷日復一日的身體疼痛、心靈痛苦或折磨時，他們所體會到足以淹沒自己的悲傷感覺。對其他人而言，悲痛這兩個字代表的意義，可能就是理解到自己無法掌握人生中某些事情的無奈，以及伴之而來的失落感。

我覺得吉姆．辛克萊在要求為人父母者不要「為我們哀悼」時，恰如其份地表達了這樣的感覺。悲痛指的是與失落有關的內心體驗與感覺，而哀悼則是那些感覺的外顯表現。多年來，我閱讀了許多失能成人寫的東西，他們描述自己在目睹父母為曾經期待來到世上的那個孩子哀悼時，有多麼難受。當父母不接受他們與他們失能的身軀時，他們要接受自己與自己失能的身軀有多麼困難。當至愛至親接獲這樣一個改變生命的診斷結果時，如果我們想調整自己的期待，就必須要以安全的方式仔細探討這些強烈的感覺。我們需要瞭解這些感覺是什麼、源於何處，這樣我們才能將它們拋諸腦後。以我自己為例，我的安全探索就是去瞭解自己對於兒子的未來，以及他的情緒與身體健康的恐懼。舉例來說，我害怕他因為無法充分溝通而讓我忽略一場嚴重疾病的徵兆，或者他會在一條交通繁忙的街上因為突然陷入恐慌而出車禍。當然，許多照護者要照護的對象都是罹患了絕症的孩子、父母或伴侶，關於這一點所引發的失落與悲痛，我將在下一章中討論。

每個人都有不同的理由與信仰，包括文化與個人層面，因此每個人在遭遇到類似改變生命的經歷時，也會有無數種感情與情緒交錯的狀況。如果可以把這些情緒與感情拆解開來，不論是獨力完成、尋求治療師的輔導、透過親密友人或支持團體的協助，我們就可以不受到這些感覺的控制與影響，而且進一步地放開它們了。

瑞塔說從這些年與病人家屬共同努力的經驗裡，她發現父母照護者瞭解自己感覺和反應的深刻度，以及處理這些感覺與反應的完善度，與他們對孩子的情緒衝擊程度，有直接的關聯。換言之，對照護者心理健康有益的事物，對他們的孩子、伴侶或父母也有益。

展望

絲瑞塔（Syreeta）與羅柏（Rob）在香港工作時相遇、相愛。羅柏從事廣告業，客戶都是國際大品牌。絲瑞塔是一位產品設計師。他們過著快節奏的生活，做著熱愛的工作。那次兩人在雪梨度假，絲瑞塔一大早起床發現羅柏拖著步子在飯店房間裡繞，痛苦不堪，而且無法回應她的呼喚。她打電話叫救護車把羅柏送到醫院後，才知道羅柏當時因為嚴重腦溢血，正在與死神拔河。經過了十二個小時的腦部手術，神經外科醫生告訴絲瑞塔，羅柏雖然活了下來，但昏迷不醒，而且他腦部的損傷很可能極具破壞性。大家能做的事情，只有等。

在雪梨無家可歸的絲瑞塔就這麼待在羅柏的病床邊，睡在醫院裡，等著他的母親與姊姊從英國趕過來。三個禮拜後羅柏醒了過來，不能說話、不能站立，連筆都拿不起來。又過了三個月的治療與調養，羅柏才有體力飛回英國。兩人就在那一瞬間，失去了他們在香港的家、他們的工作，以及他們的收入。羅柏失去了溝通以及所有獨立的能力，完全不曉得自己是否可以回到過去。絲瑞塔成了全天候的照護者，與根本沒見過幾次面的羅柏父母一起住在她從未生活過的地方，半個人都不認識。絲瑞塔告訴我，那是一種所有缺憾全毫無拘束地肆意延展後，又集中於一體的巨大失落感。他們的生活在時刻轉換的瞬間全然走樣，再也找不到一絲舊時生活的影子。兩人生活必須從零開始重新規劃。

當我透過電話與身在薩默塞特郡新家的絲瑞塔與羅柏談話時，他們還在襁褓中的兒子葛瑞森一直坐在絲瑞塔的腿上，不時地咯咯笑著或打打噴嚏。羅柏腦損的事情已過去五年，他們現在的生活看起來與之前截然不同。當羅柏回到英國接受一位神經內科醫生的檢查後，所有人都被眼前的資料嚇傻了。羅柏在發病當日離開人世的可能性非常高，多虧了雪梨那個醫療團隊擁有令人難以置信的堅強意志，才能讓他起死回生。絲瑞塔在雪梨找了三個復健中心，才找到願意收容羅柏的地方，讓他恢復到能夠飛回英國的程度。前兩家復健中心說羅柏的腦傷太嚴重，復健也沒有用。第三家復健中心的經營者是一位年輕的醫生，他對於羅柏在這個年紀就出現腦溢血的狀況感到非常震驚（羅柏當時才三十多歲），結果這家復健中心收下了他，並幫他恢復了一定的力量，讓他能獲准搭機。

之後，他們從林肯郡醫院回到了羅柏父母的家，由絲瑞塔給予全時的協助與照護，接著兩人結婚、共同創業、搬到英國的另一端，然後，迎接兒子來到這個世界。羅柏的復原速度很慢，也很辛苦。他的口語和行動依然吃力。腦損傷在本質上代表了每天很可能都是全然不同的一天。夫妻倆現在的生活，相較於羅柏腦溢血前的日子，放緩到了堪稱蝸速的程度。然而絲瑞塔與羅柏的故事之所以令人動容，不僅是兩人為羅柏的復原一起努力達到的成效以及他們的家庭，還有他們打從心底堅信，在這段歷程中，不論失去多少，他們都得到了更多。

為什麼像絲瑞塔與羅柏這類的人，雖然遭遇了許多挑戰與失去，卻依然可以過著快樂的生活，而且兩人對此都感到極其驕傲，他們的行為背後有許多科學根據。這些科學根據也說明了為什麼我發現自己已適應了撫育失能孩子的生活。

研究證明，人類在預測什麼東西可以讓自己快樂時，準頭奇差。我們天生就有許多偏見，這表示我們最後會像哈佛心理學教授丹尼爾．吉爾伯特（Daniel Gilbert）所說的那樣，「錯判自己想要的東西」（mis-wanting）。某些我們以為會讓自己非常快樂的東西，從長遠的角度來看，其實根本不會為我們帶來更多的快樂。反過來說，當我們試圖預測負面的經驗會如何影響我們時，我們以為會深陷其中，並久久無法自拔的痛苦經驗，實際上只會讓我們稍微有些不悅，而且也維持不了太長時間。這樣的情況稱為衝擊偏誤（impact bias），而我們所有人都有這樣的傾向。

大多數人都應該聽過收入超過一定數額後，金錢就再也無法帶來更多快樂的說法。這種現象有部分要歸因於享樂適應原則（hedonic adaptation）。我們人類有很強的適應力，不斷地在調適自己適應當下的實際狀況。因此，更多的錢、新車、新房子會讓我們高興一小段時間，但之後我們就會順應本性，適應新的環境，回到之前的感覺狀態。真正有趣的事情，是我們對負面事件的思考所造成的衝擊偏誤影響更大，也就是說與實際情況比較，我們會高估壞事所帶來的悲慘程度與時間長度。人類不僅善於適應所謂的「好」事，對於適應艱困的環境也是高手。丹尼爾．吉爾伯特認為我們慣於忽略自己的恢復力，但人類的恢復力其實超強。

根據加州大學桑雅．琉伯米爾斯基（Sonja Lyubomirsky）的研究，環境對我們快樂與否的影響僅佔百分之十。這代表收入水準、婚姻或離婚狀態、失去親人、健康與失能等因素對於我們快樂的影響力非常小。是否快樂，大約有一半取決於我們的基因，只有剩下約百分之四十的影響因素，是由我們的行為與想法決定。這個數據儘管有些爭議，但許多研究都顯示我們對於自己的快樂確實有些影響力。我們無法控制周遭環境，卻可以控制自己的想法與行為。這樣的控制需要花費力氣，但改變行為與想法可以讓自己更快樂——就算是在艱困的環境中也不例外。

瑪麗．蘇珊與肖恩的女兒阿比艾拉嚴重的失能情況，會令許多處於類似情況中的父母悲傷多年。其實瑪麗．蘇珊與肖恩在剛得知阿比艾拉的情況時，並沒有決定要領養這個失能的孩子，不過這對夫妻還是很快地調整了他們為人父母的期待，將阿比艾拉生理的損傷狀態納入了考慮，其中也包括了他們無法確知孩子未來會是什麼樣子的懸念。兩人第一次把孩子帶回家時，很高興地發現阿比艾拉沒有她這種特定損傷所常見的癲癇發作問題。遺憾的是這樣的認知並沒有持續太長時間，阿比艾拉三歲時出現第一次癲癇發作，瑪麗．蘇珊與肖恩大受打擊。

夫妻倆開始像許多失能孩子的父母一樣，必須面對以及處理令人驚恐的救護車搭乘、手術以及新的挑戰。儘管如此，沒有養育非失能孩子的遺憾，卻從來不在他們的清單上。調適期待的能力，表示這對夫妻除了日常照護失能孩子的恐懼與擔憂外，不會再庸人自擾地添加其他的煎熬。同樣的道理，也適用在那些適應伴侶或父母突發與意外身心損傷狀況的照護者身上。

因為人類不太高明的客觀評估能力，使得期待成為絆腳石以及帶來更多痛苦的載具。我們的頭腦利用參照點來評斷我們對於事物應該有什麼樣的感覺。銀牌效應這類的研究，就對這個現象做出了非常詳盡的闡述。心理學家研究許多奧林匹克金牌、銀牌與銅牌得主的臉部表情後，發現結果與大多數人所期待的狀況有相當落差。金牌得主確實對自己的表現很滿意，但大多數的銀牌得主卻不太開心。因為他們的表現太接近金牌成績，所以他們的參照點就變成了他們所錯失的東西。反觀銅牌得主，因為幾乎與獎牌擦身而過，所以他們對於自己的表現欣喜若狂。於是從客觀的事實角度來看，銅牌比不上銀牌，可是銅牌得主卻比銀牌得主更開心。差異就在於各個獎牌得主所參照的對象不同。大家可以把麥肯納夫妻看成是銅牌得主，那些因為自己失能孩子所「錯失」的部分，而鑽進了牛角尖裡的父母，則可比喻成銀牌得主，因為他們很可能忽略了自己已經拿到了銀牌這個事實。

我們經常利用參照點來判斷狀況，而且大多時候都是無意識的，可惜我們的心智在選擇參照點的工作上，能力實在不怎麼樣。我們用個非常適合說明這種現象的社會比較實驗來解釋。在這個實驗中，參與實驗的人有兩個選擇機會，一個是賺十萬美元，而他們的同僚賺二十五萬，另一個是賺五萬美元，而他們的同僚賺兩萬五千元。結果大約一半的人選擇少賺五萬元，因為那代表他們賺得比其他人多一倍。

我們可以刻意改變自己的參照點，而且這是我們選擇如何調整自己看待周遭環境的真正有效方式之一。當絲瑞塔告訴我羅柏腦損傷的故事時，我非常清楚地看到，他們對於好生活定義的參照點有了改變。雖然在這段兩人都稱為創傷經歷的過程中，他們必須處理許多尖銳的失落與悲痛感，但他們並沒有拿當下的生活與羅柏腦損傷之前的香港生活做比較。他們比較的是羅柏在發病當日就離開人世的可能性。雖然要調整生活，同時當個新手媽媽以及協助羅柏並非易事，但絲瑞塔說她並沒有體會到社群媒體上其他新手媽媽所表達的那種挫敗與艱困之感。「我竟然還可以幫家人洗衣服，我覺得自己的運氣好極了。」她這麼跟我說。這是一個差一點就不可能存在的家庭。

當我問羅柏在接受絲瑞塔的幫助，有什麼樣的挑戰時，他也努力地給出了類似的答案。他告訴我要適應腦部損傷真的非常辛苦，但想到絲瑞塔以及她給予自己的一切協助時，他只覺得幸運。因為我們三個人透過 Skype 對談對羅柏來說相當吃力，所以我先把一些問題用電子郵件寄過去，給他多一點的時間處理，並讓他和絲瑞塔錄製聲音檔給我。他在錄音檔中哽咽地對絲瑞塔說：「你做了所有的事情，我想如果只有我……只有我一個人……我應該撐不下去。」

絲瑞塔和羅柏藉由書寫、社群媒體以及TED演講去分享他們的故事，並因此得到了很大的解脫感。這對夫妻覺得這樣的分享，除了是一種絕佳的方式，可以與其他身處類似狀況的人產生連接外，故事敘述的本身也是一個提醒，提醒著他們其他可能發生的狀況。對於從羅柏腦損那天，歷經千辛萬苦走到如今，並且沒有出現更大的損失，兩人心中都充滿了深深的感激。這類的影響稱為負面想像。有一項實驗顯示，用十五分鐘寫下彼此若從未相遇會怎麼樣的夫妻，要比應實驗人員要求寫下兩人如何相遇的夫妻快樂很多。有意識地提醒自己可能失去現在擁有的人、事、物，我們就能夠更珍惜現在擁有的一切，而當我們珍惜自己的所有時，就可以消除負面環境帶來的衝擊。眾所公認，感恩的心是對我們的幸福有絕對正面影響的認知實踐。

感恩的心

什麼是感激？為什麼效果這麼好？瑞克・韓森（Rick Hanson）在他的著作《力挺自己的十二個練習》（*Resilient*）中提到，心中懷著感激之情，並不是要否定自己的失落與悲傷感，而是去正視**其他的**事實。我們可以在陷入艱困經驗中的**同時**，仍對自己所擁有的東西覺得感激。關鍵在於珍惜已經擁有的一切，而非曾經擁有或可能擁有的東西。研究顯示練習感恩對我們的身心健康都有益處。那些每天寫下五件讓自己覺得感恩之事的人，會做更多的運動，對自己的生活也更滿意。感恩的心在社會比較上也是一劑絕妙解藥。不論是筆寫、口談、還是心想默思，當我們有意識地感知自己所擁有的好東西以及身邊的好人時，我們就不太容易去嫉妒他人。

值得注意的是，就像艾蜜麗與阿米麗雅．納戈斯基（Emily and Amelia Nagoski）在她們的作品《燃燒殆盡》（*Burnout*）中所指出的，如果有人提醒你要「懂得感恩」，那通常是一種針對女性以及邊緣化群體的武器，目的是要讓那些表達自己艱困處境的人閉嘴。當你在質疑政府是否可以滿足自己失能孩子的需求時，若有人提醒你，你應該為孩子還可以上學而感激涕零，或當你擁有的只是可悲的杯水車薪，但其他人卻告訴你，你可以得到一毛錢的社會福利補助，就應該謝天謝地的時候，這些感激並不是我指的那種感激。沒有人有資格告訴另外一個人，他應該因為什麼而感恩。

我和瑪麗．蘇珊的談話內容，也充斥著點點滴滴的感激之情。不論她是刻意培養，抑或她天生就是個懂得感激的人，無論如何，瑪麗．蘇珊習慣把所有事情都圈在一個與感激之情相關的框架當中。提到阿比艾拉的癲癇發作狀況時，她補充了一句話，說他們家該是多麼幸運的家庭啊，因為大部分的情況都在掌控之中。阿比艾拉曾經歷非常艱難的感覺統合問題，這段期間內，她只要進入新的環境就會感到異常苦惱，最後大家才發現這個問題的觸發肇因，可能是她視力的進步。在瑪麗．蘇珊的認知中，這是另外一件值得感謝的事情。她對這些年間協助他們家的所有醫療人員都給予高度評價，言談間也透露了濃濃的感激之情。她提起一位態度惡劣的專業醫生事件，那位醫生從不把阿比艾拉放在眼裡，就好像孩子根本不在病房裡，此外，他每次提到阿比艾拉時，也都是從身體殘缺的角度出發，但是瑪麗．蘇珊卻把這段經驗看成是學習如何為自己女兒代言的絕佳機會。她並不否認一家人面對新挑戰時的難過感覺，然而在害怕、悲傷與憤怒的時候，她同時也心存感激。這是我們都可以學習培養的心態。

想要刻意提升自己的感恩之情，最簡單也最有效的方式之一，就是在床邊準備一本筆記本，每天晚上列出短短幾件當下你覺得感激的事情。不要去想物質事物本身的價值，因為某些人對這方面無感，我們可以把焦點集中在你覺得感激的人以及具有正面意義的事件上。

不必把整件事情寫下來，只需要讓自己有意識地去認知到心懷感激的人與事。每天早上淋浴時、去上班的路上，或任何獨處的瞬間，把注意力放在這些自己所感激的人與事之上。這些作法聽起來似乎微不足道到不可能造成什麼影響，但就像之前所提，我們的腦子總是低估讓自己開心的東西。瑞克．韓森解釋，定期把我們的注意力轉到讓我們心懷感激的人與事上，久了，這樣的行為自然就會在腦子裡生根。一開始或許還需要用筆記下來，經過一段時間後，大家可能不需要太費力，就能自然而然地隨時注意到讓自己覺得感激的人事物了。話說回來，定期提醒自己有意識地去注意我們需要感謝的東西，也很正常。

攀比

攀比是數千年來人性發展出的自然行為，對於小型群體生活有莫大的效益。但是當我們身處龐大的群體中，而且又有管道同時透過傳統與社群媒體，與無數人進行比較時，攀比很可能會為我們帶來極其負面的後果。遑論在社群媒體的環境中，我們會用自己混亂的內在生活，與他人刻意選擇曝光的部分比較。這是非常糟糕的參照點。一如之前已經論證的觀點，人類頭腦並不善於選擇參照點，但透過有意識的努力，我們可以改變選擇。

閱讀失能者撰著的作品、追蹤社群媒體上失能者的動態，除了可以讓我更深入瞭解失能的世界外，另外一個益處是這些資訊也提醒我，失能是多麼正常的一件事。不論是網路抑或真實生活中，我看到了無數看起來與我家非常相似的家庭，這些家庭中，至少有一個孩子或父母中有一位是失能者。在我刻意尋找這些家庭之前，圍繞在自己身邊的人，絕大多數都是非失能者，因此我的參照點其實設定得相當離譜。不過短短幾年前，我大多數的朋友——包括澳洲的老同學、倫敦的同事，以及因為孩子而結交的新朋友——清一色都是已婚、非失能，以及扶養非失能孩子的人。不久前我下定決心要讓身邊的朋友與家庭儘可能多樣化，結果就是我的參照點變得實際多了。

我們可以非常努力地刻意改變自己的參照點，只不過主流文化往往會把比較強加在我們身上。只要身邊的至愛至親曾造訪過國家健保局的諮詢顧問，大家都很清楚我們收到的信件表達方式，有多麼令人感到悲哀。病人名字、生日下一行的標題，是粗體黑字的「**問題**」兩個字，後面接著列出診斷結果。這樣的標題提醒著我們：我們不正常，我們是有問題的麻煩族群。生活在失能世界以外的人，或許覺得這種事情聽起來簡直就是微不足道的雞毛蒜皮，但不斷將某種身心損傷或差異當成需要修復、治療與移除的缺陷凸顯出來，其實是在不斷地提醒所有人，從醫療模式的角度來看，失能是一件壞事，非失能才是正常狀態。

亞瑟入學的最初三年，是在我們當地的主流學校就讀。他的課表雖然是特殊的個人化課程，學習成績也是在冗長的會議以及屬於他自己的一對一教學援助計畫協助下完成，但因為某種不明原因，學校寄給我的成績單，依然是制式化的標準學年成績單。他每一科都不及格。每一科。這根本就是吃鹹魚沾醬油的典型笑話翻版。每一年，我都把成績單撕碎後直接扔到垃圾桶。後來亞瑟進了自閉症特殊教育學校，第一個學年結束後，他收到一張令人非常感動的詳細個人化成績單，內容是他在學年開始與結束時的個人學習結果比較。這是張令人欣喜的提醒單，提醒著我們為什麼要為他選擇特殊設定的教育環境。他在這個地方是以個人的身分受到重視與對待，而不是因為沒有其他選擇才被納入群體當中。特殊教育學校有很高的價值，但其中部分學校卻經常遭人漠視，因為在眾人眼中，主流學校才是最好的選擇。從我經驗來說，亞瑟從特殊教育學校裡學到的東西，要比由高水準又盡責的老師所帶的正常小班制教育方式多得多。此外，特殊教育學校的價值，也呈現在大家對待失能者的正常態度上，因為在這樣的環境裡，孩子不會依照政府公僕所設定的標準評分制度去和其他孩子比較。

想要對抗這種外在主流文化所訂定的比較與期待心態，需要付出很多心力。一般大眾會繼續把他們的觀點強加在我們身上，他們會堅持我們的生活，抑或我們所協助支撐的對象的生活價值，不應該有所妥協。在我決定積極為兒子轉校時，有位協助失能孩童的教育專家問我：我是否在孩子教育的這件事情上，已經「放棄」了我自己。另外一位教育專家在讚美我女兒後，對我說：「你絕對想不到她在家裡有個像亞瑟這樣的哥哥。」面對這類偏見，照護者覺得人生不公平，實在不是他們的錯。如果我們打算儘可能活出圓滿，我們就必須瞭解這些偏見並非事實，而是無知的見解。愈快與那些有類似偏見的人保持距離，讓自己的身邊圍繞著贊同我們價值觀以及分享我們生活狀況的人，事情會愈順利。

心理學家桑雅・琉伯米爾斯基除了證明我們因為所握有的東西而懷抱感恩的心，可以為自己的身心健康帶來巨大的改變外，她還發現培育樂觀的心態也有類似的效果。她在論文中寫道，這樣的行為並不是否定艱困的處境，或漠視不利於我們的資訊。事實上，她說，樂觀主義者的風險評估能力很強，而且非常清楚努力對於正面的結果有多麼重要。對未來抱持樂觀心態，我們比較可能會專注地執行可以幫助自己達到目標的工作，也比較不會在面對阻礙時放棄。

我不太確定自己是否一直是個樂觀主義者，還是因為多年來幫助母親度過艱難的時期而養成了樂觀的心態。不論是哪一種，與母親相處的經驗讓我知道，極端的挑戰除了帶來棘手的事情外，也會帶來令人難以置信的好事。好與壞很可能是當下共存的現實。事情可以既棘手又美麗，也可以既令人恐懼，又令人喜悅。或許這正是為什麼我在亞瑟確診的那一刻，雖然感到難過，但也清楚知道我一定有辦法跨過我們人生道路上可能遇到的所有挑戰。這些話聽起來也許陳腔濫調、令人厭煩，但我已經向自己證明了，我可以應付嚴苛的困難。在心中某處，我一直知道我有足夠的能力，可以調整自己身為人母的期待，把失能與可能需要的終生協助納入期待之中。我樂觀地認定自己可以達到這樣的目標，也為此感到開心。這樣的心態，讓我對早期與母親一起生活時所經歷的艱困日子，充滿了感激，因為那些日子，我才會在成為一個失能孩子的母親時，清楚知道人生並非總是一帆風順。

絲瑞塔與羅柏儘管依然要面對羅柏腦部受損的創傷，卻有能力看到生命中的真善美。這種正面的觀點，通常又稱為創傷後成長。當我們在遭遇的挑戰中找到意義時，較可能出現創傷後成長。創傷後成長很可能會變成一種讓我們能夠繼續堅持下去的信仰、一種人際關係的改善、一種對受苦的他人，產生更廣義的悲憫之情，並於其中發展出一種更深刻、更圓滿的生活哲學。

羅柏腦部受損後，絲瑞塔與羅柏兩個人很快就確定了彼此的關係。他們回到英國後，羅柏的母親曾把絲瑞塔帶到一邊，給她離開的機會。羅柏的母親對絲瑞塔說：如果她想離開，她完全能諒解。雖然絲瑞塔說當時自己對於這樣的建議既氣憤又難過，但現在回想起來，她知道羅柏母親當時的建議滿滿的都是真誠的憐憫之情。只不過絲瑞塔完全沒有離開的打算。她愛羅柏，所以她也沒有其他的選擇。不論這對夫妻的生活與他們當初想像的有多大的差異，他們都會攜手走完這一生。

現在讓我想像如果亞瑟不是生而失能的生活會是什麼樣子，我想不出來。那個想像中口齒伶俐、到朋友家過夜、在飛往澳洲的飛機上可以陪伴我的男孩，早就離開我的生命了。那個完全不一樣的男孩，不是我聰明又有趣的亞瑟。在我們母子共同經歷了所有的一切後，我不可能希望這些全部消失。這並不表示在忙亂的一夜後，我不會在清晨四點痛哭一場，奢望所有事情能夠讓他（以及讓我）更輕鬆一些。有時候我也希望事情可以更簡單，但這類奢望會過去，我們從中得到的所有感悟卻會留下來。不知為何，不順遂的夜晚，通常能讓我更深刻地去體會那些美好的晚上。一個未依計畫達成的重要目標，只會讓這個目標變得更來之不易。雖然亞瑟到現在依然無法完成一段對話，但「現在日子過得其實還不錯」的認知，絕對可以大幅降低我們對鋼琴課、考試成績與運動競技的關注度。亞瑟注定要走他自己的路，不用把他與其他人比較，確實讓我鬆了一口氣。我們有絕對的自由不去做其他人都做的事情。

亞瑟確診後不久，有次在趕著去進行可能對他有幫助的研究療法路上，我看到了一篇刊登在一份美國報紙上的文章，內容令人沮喪。那篇文章講述有個家庭為給他們現年七歲大的孩子進行醫療保險不給付的治療，舉債六百萬。他們支付了私人開業治療師龐大的金額，就是希望能看到不同的結果。他們的兒子至今依然沒有語言能力，全家也陷入了財務危機。這個走投無路的家庭告訴記者：他們現在對兒子最大的期待，就是他將來可以在超級市場幫客人打包雜貨。這篇文章簡直把我氣壞了。首先，他們認定在超級市場工作，是件非常糟糕的事情。第二，他們竟然以成年後可以應付的工作，當作評估自己孩子價值的標準。更不用提私人治療市場，靠著寧願破產也要孩子達到重要發展目標的父母恐懼與擔憂，而正呈現出的一片欣欣向榮。

有人多次隱諱地透露他們認為我降低了自己對亞瑟的寄託與夢想。他們認為因為亞瑟要面對的各種挑戰，我不再對亞瑟懷有很高的期待。然而剛好相反的是，我對他還是有很高的期待啊。我希望他過著圓滿、充實、新奇以及充滿愛的生活，生活中還有能夠讓他每天有起床動力的使命感。我對女兒也同樣抱持著這些希望與期待。他們的生活，我確信，會和一般人很不一樣。但我也相信他們生活的圓滿程度，不見得會比任何其他人低，生活中的愛也不見得會比任何其他人少。他們的生活，僅僅只是與其他人不一樣而已。

第五章

悲傷

GRIEF

「我們的文化中，充斥著我們幾乎可以修復任何東西，並讓這樣東西變得更好，且就算修不好，也可以像丟垃圾般把它丟棄，一切從頭開始的信念。悲傷是這種信念的反論；悲傷避開了閃躲，需要持久的耐力，它迫使我們接受世上確實存在著些無法修復的東西。」

——心理治療師與小兒科顧問茱莉亞・山繆（Julia Samuel）

還有什麼能夠強過
人的心
一次次粉碎破裂
卻依然跳動

——露琵・考爾（Rupi Kaur）[1]《太陽與她的花》（*the Sun and Her Flowers*）

接到電話時，大概是晚上九點。我正在洗澡，所以頭髮濕漉漉的。當我被告知父親打電話來要跟我說話時，我只有時間套上家居袍。父親在加拿大工作，所以我知道

1 一九九二年出生的印裔加拿大詩人、插話家與作者。首部作品《奶與蜜》（*Milk and Honey*）全球銷售超過三百萬本，並在紐約時報最暢銷作品榜上蟬聯一年多。第二本作品《太陽與她的花》（*the Sun and Her Flowers*）讓她名列英國國家廣播二〇一七年的百大女性之列。

必然是發生了非常重要的事情，他才會在上班時間打電話給我。他在告訴我那個消息時，我聽到從他口中逃逸而出的抽泣聲，然後我開始發抖與啜泣。就是這樣了，我這麼想。這一刻，我已等待多年。掛上電話後，我不禁思忖：這就是我以為自己會有的感覺嗎？這就是我所想像會出現的一刻嗎？我的家居袍全濕透了，而我依然無法停止顫抖。我說不出自己的顫抖是因為冷還是震驚。為什麼會是現在，我一邊哭一邊這麼想。為什麼不是現在呢？我的腦子裡出現了這樣的回答。

第二天一大早，我站在凍死人的派丁頓（Paddington）火車站月台上，等著搭車去機場。在我的腦海中，這個地方與我七歲全家來倫敦旅行時的記憶緊緊串連。當時看到這座著名的火車站，也是布朗夫妻發現並收養了派丁頓熊（Paddington Bear）的地方[2]，我實在興奮極了。那趟旅行一直都讓我覺得十分神奇。就像是一場大冒險的起點。現在，在月台上等著火車，我看到了一個年輕的家庭，一位媽媽帶著兩個大概七、八歲的孩子。我看著他們嘰嘰喳喳地聊天、大笑。我突然感覺到一股無邊無際的失落。我所認識的我的家已不存在。從現在開始，派丁頓車站串起的提醒，將是母親

2 帕靈頓熊是英國童話文學中的角色，一九五八年首次出現在《一隻名叫派丁頓的熊》（*A Bear Called Paddington*）的書中，作者是麥可．龐德（Michael Bond），插畫者為派姬．佛南（Peggy Fortnum）。根據故事內容，布朗夫妻在英國派丁頓車站發現了這隻來自祕魯的熊，並收養了他，以車站名稱為他命名派丁頓。派丁頓車站一號月台的時鐘之下有隻根據派姬．佛南原畫雕塑的派丁頓熊銅像。

去世後，我搭飛機回家參加她喪禮的寒冷清晨。那刻，我在心裡清晰無比地知道，有一天，我要成為一個母親。我還知道，除非自己當了母親，否則我永遠也無法真正感覺到她的不知所措。

母親活著的時候，我花了很多時間為她感到悲傷。她的辭世，就像某些疾病一樣，並非避無可避，只不過她對自己生命的掌握，似乎鬆動而不穩。我不僅在心理上做好接受母親死亡的準備。我失去了以前那個會陪在身邊、令人信賴，以及不論任何事，我都可以求助的媽媽。母親不再是以前的媽媽，而且不論我如何祈求，以前的媽媽都回不來了。母親有時也會出現在身邊，也會是我求助的對象，但我確實失去了以前那個我可以依賴、可以讓我在生活難過的時候，安慰我情感的人。我成了母親的保護者，而不是她的女兒。儘管如此，這樣的關係依然讓我珍惜，而且也滿懷感激，只不過我們兩人之間，不再是我童年所認識的那種母女關係了。

母親數度企圖自殺後，我一方面知道她的生活已經瀕臨隨時可能翻覆的臨界點，而另一方面，我也清楚就算她設法堅持住了，留下來和我們在一起，她也永遠不會變回我擁有過的那個媽媽。當這些想法開始浮現時，悲傷是我唯一可以描述自己感覺的方式。或許母親還有能力應付她的疾病，並與這個病共存很長一段時間，或許在她前面的人生道路上，還有很多精采的事情……但隨著我們角色的改變，我們也都改變了。我知道如果在她心理健康面臨如此沉重壓力的情況下照顧我，我自己都會十分掙扎。所以我必須放下我們會回到過去的想法。

這是許多照護狀況下常見的情境。特定的關係，有時候甚至是維持了一輩子的關係，突然就發生了劇烈改變。接受這樣的改變，可能非常困難。它可能引發非常強烈的悲傷、憤怒與抑鬱感。在整段婚姻生活中，十分依賴伴侶給予情感支持的人，很可能會發現自己在成為伴侶的照護者後，失去了原有的情感支持。始終是家中基石的父母，在需要孩子的協助與支持時，可能會因為自己的脆弱而掙扎痛苦。習慣於某種身心損傷或疾病，對許多人而言是個極其艱困的過程。接受協助也可能是件十分困難的事，因為並非每個人都會對自己要接受照護的事實感到慶幸。許多照護者為了提供照護協助，放棄了支薪工作、改變了生活規律，重新安排生活。就算是出於自願，要面對如此大量的需求，依然可能讓人產生憤怒的情緒。

關係改變的悲傷

當至愛至親依然活在人世時，要談論悲傷可能並不容易。但是，身為人類，我們的情緒幾乎永遠都無法如我們希望的乖順服貼。我不太確定自己青少年時期是否有能力描述自己的情緒，但是母親去世時，我立即理解到我感受了多年的感覺，原來就是悲傷。母親辭世前，我無法承認她的疾病其實傷我至深，甚至讓我體會到悲傷。母親如果知道這件事，應該會錯愕得不知所措。我並沒有假裝自己可以輕鬆處理這種事，但我永遠也無法向她坦白自己的感覺，我怕她會因此自責。

我的經歷對那些至愛至親有精神疾病的人來說，一點都不陌生。亨丁頓舞蹈症、阿茲海默症、肌萎縮性脊髓側索硬化症等漸進式的神經退化問題，都會影響一個人的情緒與心理，而那也表示彼此之間可能出現無法逆轉的關係變化。所有那些疾病的本質——目前這些疾病都沒有已知的有效治療方法——都意味著無可避免的死亡。照護罹患了這些疾病的人，我們必須隨時調整自己的心態去適應他們注定走向死亡的心智與身體退化。我的自閉症兒子雖然比較容易出現癲癇等可能與自閉症共存的問題，但到目前為止，我並沒有理由去假設他的未來不會過著長壽且相當健康的生活。許多照護者所面對的情況並非如此，他們或許不知道自己還有多少時間與被照護者相處，但他們都清楚，自己扮演的這個照護至愛至親的角色，必將面臨死亡的結局。

當愛瑪·泰拉諾瓦（Emma Terranova）的父母讓她和姊姊坐好，然後告訴兩姊妹她們的母親珍妮（Jenny）罹患了亨丁頓舞蹈症那年，愛瑪十四歲。珍妮知道自己的病況已經許多年了，但那時某些症狀開始變得難以遮掩。珍妮的母親在愛瑪出生前就過世了，當時珍妮二十八歲，大女兒凱莉（Kelly）一歲，而她就是在她母親過世時確診了亨丁頓舞蹈症。珍妮是第一代利用基因檢測確認是否為遺傳疾病帶因者的人之一：亨丁頓舞蹈症是種遺傳疾病，帶因者有一半的機會把病因傳給下一代。這種疾病的神祕面紗一直到最近才被揭開；在過去，很多家庭根本不知道自己的親人是因為這個疾病而離世。由於大家對它完全不瞭解，因此這種疾病所引發的相關人格變化以及心理健康問題，常常讓罹病者被家人送到精神科醫院裡深深地藏起來。這種有明顯症狀的精神系統疾病，好發於三十至五十歲間（不過也有很早就出現症狀的青少年病例），會對腦部造成無法彌補的損傷。這種疾病的典型症狀包括情緒變化、沮喪、不自主的癲癇發作、精神難以集中，以及記憶力衰退。病況發展到最後，罹患者會出現行動、吞嚥、說話與呼吸困難。死亡一般是在發病的十五至二十年後。

愛瑪得知母親的病況時，珍妮已經歷經了神經系統的變化，難以維持理性或控制自己的怒氣。她的一條腿與手指也出現了不自主的動作。在愛瑪的描述中，罹病前的母親個溫暖、充滿了愛以及極其親切的人。但在母親透露了診斷結果後，卻很快就變得非常消沉，而且常常不講道理、難以相處。愛瑪不知道這是亨丁頓舞蹈症的自然症狀，抑或是她母親在讓女兒知道這件事後，確診的全部壓力終於把她擊垮。亨丁頓舞蹈症造成的特有困難處竟，是患者的孩子除了必須被迫接受父親或母親在心智與身體部分無可避免的退化之外，他們自己面對相同疾病的可能性，也有百分之五十。珍妮在說明自己確診病情的相關訊息時，也告訴了女兒，她們兩人以及她們決定生下的孩子，都有可能面對類似的未來。

凱莉在獲知母親病情的兩週後，離家去上大學；愛瑪則在珍妮情緒不穩的問題加劇時，開始變得愈來愈獨立。「前一天她還會要我做肉醬，讓人又愛又憐，第二天她就會把鍋子甩在我的頭上。」在我們聊天時，愛瑪這麼對我說。當時的她並不是真的瞭解這種疾病的本質，於是她開始努力思考並猜想是不是自己做錯了什麼事，才讓家裡變成這個樣子。同時，愛瑪開始對父親看似被動接受了母親行為變化的情況，感到憤怒。回顧那段過去時，她說她的父親當然瞭解是亨丁頓舞蹈症造成她母親當時的行為，他也知道爭執或責怪妻子沒有任何意義。在愛瑪的母親狀況進一步惡化後，煮飯、洗衣、買菜都成了愛瑪與父親的責任。但是接手的工作不順利。她的母親常常相信自己依然可以做很多事情，但她在做決定時又無法一直維持理性思考，所以確保她的安全變成了愈來愈困難的事情。

愛瑪用嚴重失落期來形容那些年。她母親的個性大變，所以她成了小照護者，同時還必須接受自己也可能會罹患這種疾病的想法。因為這種疾病所引發的羞愧感，大人不准她和任何人討論這件事，一家人把她母親的病情死死瞞住——連她的祖父母都不知道。愛瑪並非特例。許多父母罹患了亨丁頓舞蹈症的人，都會被家人下禁口令。愛瑪認為這樣做其實只會讓一家人面對的問題進一步惡化，所以她對父母的這個決定，雖然表示可以理解，但依舊氣憤難平，耿耿於懷。直到現在，一般大眾、醫療專業人員，以及社會工作者對於亨丁頓舞蹈症，依然不是很瞭解。愛瑪記起她還是個青少年時，有次帶母親去購物，結果旁邊的陌生人以為她母親的抽搐是因為喝醉了酒，於是生氣地破口大罵。她說母親如果已經垂垂老矣，大眾或許會以為老人家是罹患了失智或帕金森症，而多些同情心。但是一個拖著十幾歲女兒的四十多歲女子，只會遭致他人的嘲笑與惡意的批評。她母親在發病前一直是個驕傲的人，如果知道自己在後來的幾年間，和家人出門會遭人鄙視如斯，必然會被嚇壞。她母親的行為因為病情加重而愈發不羈，家人在公眾場合遭受的難堪，似乎對她也愈來愈沒有影響，但愛瑪卻感受良深。

從知道母親病況至今已過了十六年，她的母親依然和她父親同住，愛瑪則和她的丈夫、五歲的女兒羅莎（Rosa）住在兩哩外的地方。不論是上大學還是畢業之後，愛瑪都待在離家很近的地方，以期能在父母需要她的時候提供協助。她現在是位護理人員，把時間分攤在全職的護理工作、幫助母親並且協調所有的醫療行政雜事，以及照顧自己的家庭上。連著好幾年的時間，珍妮曾維持在相當穩定的狀態中。雖然已經無法自行開車出門，但她仍然能夠處理自己的生理需求，也可以一個人待在家中。愛瑪會定期打電話給她確認狀況，也會在固定時間到家中看看她的情況。後來大概在愛瑪懷著羅莎的時候，珍妮的狀況突然惡化。愛瑪的父親有天晚上回家發現妻子坐在黑暗中。他問她為什麼不開燈，她卻記不起來。他們後來還發現珍妮忘了喝水，也失去了自己吃飯的能力。她現在需要協助才能進食，而食物阻塞也成了非同小可的問題。狀況已經很明顯，珍妮需要全時間的照護。由於愛瑪的父親仍在工作，她姊姊又住得太遠，無法定期回家，而她剛好在產假期間，於是在社會福利可以介入協助前，每天照顧母親成了愛瑪的責任。

愛瑪還記得有次襁褓中的羅莎在樓上睡覺，她在廚房餵母親吃午餐。羅莎睡醒後開始大哭，同時間她母親的午餐也阻塞在食道中。愛瑪設法解決了母親的食物阻塞問題後，她母親卻變得非常沮喪。最後羅莎在樓上餓得哇哇大哭（小羅莎當時在喝母奶，沒有其他副食品），她母親也在哭，且基於安全考量，她無法留她母親一人待在樓下。愛瑪當時覺得這個無解的處境把她撕得粉碎。在自己的寶寶大哭時，無法趕到孩子身邊的感覺，很難向其他人解釋清楚。最後他們一家人花了整整一年的時間，外加一份完整的申訴報告，才讓社會福利單位認知到珍妮的緊急需求。那段期間，愛瑪被診斷出產後憂鬱與焦慮問題，另外她因為實在過於精疲力盡，在回到工作崗位後不久，就必須請病假休養。愛瑪的父親也同樣經歷了心力交瘁的情況，在自家門前昏到。四年後的現在，珍妮成了輪椅使用者，所有的個人生理需求都必須依賴照護者。愛瑪有些反諷地說：因為母親現在的需求更多，反而比較好處理。儘管經過多次危險的跌倒事件，珍妮始終無法認同自己需要行動輔助的現實，而且多年來一直拒絕接受輪椅，因此要安全地帶她出門，對愛瑪來說，變成了一件極為艱困的工作。缺乏認知自己實際需求的能力，是亨丁頓舞蹈症患者非常普遍的情況，也因此進一步加重了協助與照護這種疾病患者的壓力。亨丁頓舞蹈症患者缺乏對認知障礙的瞭解，表示大家無法輕易管理珍妮的行為，也因此讓珍妮與其他患者的行為變得完全無法預測。事實上，在珍妮症狀惡化時，愛瑪一家人之所以依然整整等了一年才等到社會福利機構介入，主要原因就是社工人員對這種疾病一無所知，因此當珍妮說自己可以做所有的事情時，社工人員信以為真。

我們會談的時候，愛瑪說她希望母親還可以再陪他們一、兩年。我問她對於未來有什麼樣的感覺，她坦言自己很害怕。她母親現在每天感到焦慮與沮喪的時間都很長，這對愛瑪的家人來說，是當前最難處理的問題。到了某個階段，珍妮的病況會繼續惡化，到時她的吞嚥問題會比現在還嚴重。像亨丁頓舞蹈症這類疾病，屆時可能需要插入餵食管來確保病人依然可以吸收到高單位的卡洛里，以及預防脫水。然而以珍妮極度沮喪的特質來看，餵食管置入的做法很不安全，因為她很可能會把餵食管拔掉；再說，珍妮之前就已經決定拒絕置入餵食管。愛瑪與凱莉這些年對於家裡的情況已經可以相當坦率以對。珍妮不但同意她們公開談論這件事，甚至同意參與凱莉與朋友製作並計畫於二〇二〇年發行的紀錄片計畫。珍妮現在清楚知道亨丁頓舞蹈症所帶來的羞愧感，只會讓一家人的處境更加孤立，因此她支持女兒的願望，讓更多民眾以及醫療專業人員，能夠更瞭解神經系統的疾病。

愛瑪對於未來兩年事情發展的恐懼感，也是一種認知，因為她知道很快就會進入下一個為母親悲傷的階段。這段過程，從她父母告訴她們兩姊妹母親的疾病時就開始了。多年來，在她已經調適了自己與母親的關係後，愛瑪與凱莉對於她們自己的死亡，也有了看法。二十出頭時，愛瑪認為接受基因檢測，弄清楚自己是否是帶因者的時候到了。基於亨丁頓舞蹈症這種疾病的本質，以及確認陽性帶因的結果和自殺率之間的關係，接受基因檢測者必須先接受基因諮詢。愛瑪那時剛認識自己未來的丈夫，她很坦白地告訴他自己母親的疾病。基因檢測的結果將影響他們未來是否要生孩子。收到檢測結果的那天，愛瑪直接去找她的母親，告訴她自己不是帶因者的好消息。幾年前，凱莉意外發現自己懷孕，有鑑於亨丁頓舞蹈症基因的遺傳可能性，她也決定釐清結果。那個時候的珍妮已經喪失了很大一部分的溝通力，但是當她知道凱莉也不是帶因者時，淚水淌過了她的臉頰。開展在她女兒面前的未來，與她和自己母親所經歷的生活將截然不同。愛瑪確信這為母親帶來了莫大的解脫。當她問她母親感覺如何，她母親回答「**欣喜若狂**」。

預期的悲傷

預期的悲傷是我們社會中鮮少被提及的議題。安娜．萊昂斯（Anna Lyons）是一位臨終陪伴者。她幫助即將過世的人、他們的家人和朋友走過死前，以及經常還有死後的那段時間。對於死亡，安娜相信大家都需要更深入的談論以及更開放的態度。臨終是活著的重要一環，死亡則是生命常態的一部分。她對我說，認知到預期的悲傷極為重要。讓臨終的人體驗、也讓照護者與心愛的人感受到預期的悲傷，都是再正常不過的事情。悲傷不會等到死亡發生才出現。當我們想像的未來不再有至愛至親的身影、當我們想到至愛至親離世前，自己將經歷的其他失落之情，其實至愛至親離世前，我們就已體會到了悲傷。

安娜的工作是與客戶，以及客戶的家人和朋友一起弄清楚他們的需求。她扮演的角色與提供的服務，可能是代言人、是協調當事人與他所使用到的各種服務，也可能是站在中心點的位置，轉介舒緩照護一類的協助。她說，若服務的對象是即將去世者的親友，她常常需要幫助他們準備將要面對的情況，並讓他們有信心去親自協助他們摯愛的人。我們都有這樣的能力，安娜如此說，只是缺乏信心。照護者通常都是新手，因此就算有能力，也可能不自知。所以重點在於授權。安娜形容自己的工作就是幫助大家建立起照護的金字塔，病人位於金字塔頂端，其下是照護他們的摯愛親友，再下面是支援照護者的各階組織或體系。

儘管目睹至愛至親隨著病況演變而經歷許多傷害的過程令人難過，但我們也可以從另外一個角度來看待這件事。露西（Lucy）和我是同一條街上長大的朋友。她的母親瑞伊（Rae）就像我的第二個母親，同樣的，我的母親克麗絲汀（Christine）對露西而言，也如同她的第二個媽媽。生長在居民關係緊密的社區中，小時候我們總是以位於街道安靜盡頭的我們兩家房子作為賽跑的起迄點。瑞伊六十四歲時確診阿茲海默症，但在那之前，她的某些症狀已經持續了一段時間。確診已是十年前的事了，這段期間一直由露西的父親大衛（David）在家照護的瑞伊，現在的病況又比當時更嚴重，需要全時照護。我和大衛交談的時候，我們談到了瑞伊過去這一年所經歷的變化。在此之前，瑞伊的病況還算穩定，惡化的程度緩慢，這也讓兩夫妻有時間去隨著她病況的演進來調適瑞伊的需求。但是大衛現在面臨到自己可能很快就無法再以過去的方式協助妻子的事實。他花錢請了一位看護在白天協助照護瑞伊幾個小時，孩子們也會幫他，不過瑞伊所需要的大部分照護仍由大衛負責。一旦其他人協助瑞伊的時間超過了幾個小時，她就會沮喪異常，即使幫助她的人是她的孩子也不例外，於是大衛只好一再拖延其他人的協助。為此，露西和她的手足都非常擔心父親的身體狀況，他們不希望父親因為把自己逼得太緊，讓他們最後連父親都留不住。隨著母親的病情日漸嚴重，他們希望能盡己所能地降低母親的苦惱，同時他們也希望父親能在母親去世後，儘可能過著健康而長壽的生活。

我問大衛是否想過瑞伊過世後，他再也不需要照護任何人的未來會是什麼樣子。他說孩子們信心滿滿地相信他在妻子過世後，會有屬於他自己的生活，而這樣的信心對他有相當正面的影響。他有孫子孫女可以一起消磨時間、有房子和一個需要整理的花園，還有他之前想多聚聚但心有餘而力不足的老友們。他很清楚屆時自己必然會心情低沉一陣子，但有這麼多值得繼續活下去的理由，他會在不需要擔負全職照護工作後，善用自己的時間。大衛是位剛退休的家醫科醫生，疾病與死亡對他來說當然不陌生，但他說，身為照護者的經驗卻讓他眼界大開。擔任家醫科醫生的生涯中，他從來沒有真正花心思好好注意過那些在家協助他的病人卻不支薪的照護者。說實話，這種情況真的很難想像，他這麼告訴我。我們當然可以向他人描述自己的照護經驗，但是除非親身經歷，否則旁人真的不可能理解以這樣的方式照護另外一個人是什麼樣的歷程。「我真希望自己早點知道。」

瑞伊很快就會被送到臨時照護中心接受三週的照護。大衛取得這種服務的資格已經好一陣子了，不過他一直沒有利用。瑞伊的情況已惡化到視力受損的程度，因此需求相當複雜。這次是因為大衛手部的手術必要性愈來愈緊迫，所以給了他需要的推力。手術之後，大衛至少一週不能開車、提物或做所有需要用到手的事情，這種情況下，他根本不可能照護瑞伊。如果他再拖延手術時間，他手部的問題可能永遠都無法解決。過去幾年因為沒有這類強而有力的理由，不論孩子們如何要求他顧及自己以及尋求更多協助，大衛都輕易漠視自己的需求，也避免提出更多協助。他知道並非所有人都能像自己協助瑞伊這樣提供至愛相同的支援。他也承認這樣的照護非常辛苦，但他依然對自己所做的一切感到快樂。無論對瑞伊或對他自己而言，他的做法都是最好的決定。他並不太願意承認自己無法這樣持續地照護下去，但能儘可能拉長照護瑞伊的時間，讓他倍感慶幸。

安娜．萊昂斯曾經協助許多照護者走過失去至愛至親的過程。在照護自己的孩子、伴侶或父母多年，且其中不乏高強度的協助之後，照護這件事成了照護者整個生活運轉的中心。這個中心一旦消失，照護者的生活很可能會留下一片凹陷的空虛。儘管協助與照護一個病人是件很辛苦的事情，卻也是讓人每天早上必須起床的強大動力。如果有人依靠你而活，你就必須把事情扛下來。但是如果這樣的動力消失，要習慣突然失去目標的生活，可能非常困難。安娜說，就她自己看到的例子，年紀較大的夫妻特別容易出現這種情況。照護者通常都是極其自立自強的人，鮮少開口要求協助，同時因為他們背負著照護的責任，也可能與大多數之前有社交來往的對象日漸疏遠，長期除了跟自己協助的伴侶天天相伴外，不會與其他人相處。因此當他們照顧的對象過世後，這些人就會產生深深的孤獨感。

如安娜所說，我們這個社會並不善於討論死亡與照護這兩個議題。死亡雖然是生命不可避免的一部分，但對大眾而言，依然是令人深感不安的話題。至於照護者，不論是否支薪，因為受到嚴重歧視，所以很多人根本不會在交談間提起這個話題。為了互相扶持走過艱難時期，我們必須要開始談論這兩件事，安娜這麼對我說。畢竟，死亡確實是生命的一部分。如果我們打算協助某人儘可能活出他們最圓滿、最長壽的生活，談論死亡就至關重要。

米姿（Mitzi）與她的父親摩里斯（Morris）就相當坦率地討論他的死亡。他們不知道摩里斯還可以活多久，但確診肌萎縮性脊髓側索硬化症後，死亡就已是他不可避免的未來了。摩里斯獨自住在自己的公寓裡，每天早上政府提供的照護人員會去看他。他白天都是一個人，可以在家用的病床和電動輪椅間移動，也能夠自己控制電動輪椅，所以目前仍維持著一點點的獨立能力。晚上，女兒輪流來為他煮晚餐、陪他。米姿是他的主要照護者，協調他所有的醫療與社會照護相關雜務，並帶他趕赴每一個醫療約診。

我所交談過所有情況類似的人當中，摩里斯是相當特殊的存在。他住在加拿大的蒙特婁，已取得醫療輔助安樂死的核准，而他也決定在生命盡頭的某個時間點進行這件事。我問米姿：她和她姊妹對於父親的這個決定，有什麼感覺？她告訴我：她父親對於自己的未來覺得更輕鬆，因為他知道未來掌控在自己的手中。僅僅這一點就已經值得感恩了，所以她很高興父親能有這樣的選擇。不過，她說，她還是必須提醒父親，她支持他的所有決定，不論那是什麼樣的決定。她會一直幫助他到最後，不論是在什麼時候、什麼樣的情況。她希望父親除了考慮清楚他在人生的終點究竟想要什麼外，其他什麼都不用想。

知道死期已近

悲傷對米姿來說，一點都不陌生。十年前米姿二十二歲，她的母親因癌症過世，現在她又預知自己將要失去父親。隨著父親病況惡化，熟悉的悲傷感再次襲至。摩里斯的確診結果拖了很長的時間，而且過程崎嶇。一開始是誤診，他甚至因此經歷了不必要的化療過程。當他的診斷結果終於出爐時，一家人簡直要崩潰：無藥可救的肌萎縮性脊髓側索硬化症，也就是一般人所稱的漸凍症。今年稍早，米姿新開了一個部落格，談論照護者的身分如何幫助她整理思緒，以及與相同處境的其他人建立連結的經歷。她寫自己和父親第一次與最後一次一起做的事情：第一次幫他扣扣子、第一次幫他把食物切成小塊、第一次幫他寫生日卡送給自己。最後一次做的事情全是後來的領悟——因為那些都是靠回顧才知道的事情——而這些最後一次，她已經感覺像是上輩子的事了。他最後一次開車載她出門、最後一次自己打電話、最後一次為自己準備餐點。對他們父女來說，這是一個緩慢卻長久的放手過程。不論兩人關係發生多少變化，她依然感覺到父親滿滿的關懷。他會在白天發簡訊給她、他的幽默感依舊，還有他總是讓她打包一堆吃食回家。她說記住這些事情、記住就算自己是他的照護者，但自己的第一身分永遠都是他的女兒，可以幫她減緩悲傷之情。

被照護的人或許會有一長串的損滅清單，內容包括了行動力、認知力，或溝通力等，但照護者也會經歷失落。就如米姿所描述，她父親因為病況而出現的改變，影響了父女之間的關係。他們兩個人各自都需要花時間去適應。小小的失落，都可能令人崩潰。那是一個非常痛的放手過程，是一點一點慢慢放開某人以及與某人羈絆的過程。認知到這種失落的感覺其實是悲傷過程的一部分，也很重要。

照護他人還可能對其他關係出現連鎖反應。當我們忙著照護與幫助他人時，友誼可能被放到了旁邊、與孩子相處的時光可能縮短了、伴侶看到自己的時間可能也變少了。有時這種情況是全面性的，會讓人產生悲傷、憤怒與孤立的感覺。有些人告訴我當父母當中有一人需要高強度的照護時，不僅是他們需要提供許多協助，父母當中的另一人也一樣要給予支援，因此讓他們覺得自己一下就失去了雙親。若父母當中有一人即將過世，另一人就會忙著照護。

奇耶倫．羅斯（請參見第三章）的父親在去世的前幾年，經歷了肺氣腫與其他慢性疾病的折磨，那段時期，一直都是奇耶倫在照護。奇耶倫的父親和他一樣，雖然始終沒有接受診斷，但都是自閉症患者。老人家住在奇耶倫家附近的轉角處。隨著父親需要的協助不斷增加，奇耶倫發現自己有時候得在父親身邊待上二十個小時。由於家裡還有三個年幼的孩子，這樣的情況不可能持久。奇耶倫的父親和許多人一樣，不太願意接受支薪照護人員的協助。他父親一輩子都是個非常獨立的人，而他之所以能應付身邊所有的大小事情，唯一的方法就是控制周遭的環境，讓所有的事情都完全依照適合他的方式進行。奇耶倫試著和他剛開始請回家照護父親的支薪照護人員說明這個狀況，但他說只要自己提到自閉症三個字，他幾乎可以看到對方翻起來的白眼。他們說他是在大題小作，他的父親就只是老了，沒有其他毛病。這些人一直漠視奇耶倫請他們調整照護方式的要求，直到最後他的父親終於承認自己需要一些協助。若是社會福利機構能夠多瞭解一點老人家的需求，那麼對所有人來說，整個過程中或許可以少掉很多傷痛。

儘管這樣的日子很辛苦，父親與三個孩子的需求讓他兩頭奔波忙亂，但奇耶倫仍很感激自己能有這樣的經歷。他父親一生都是個工作狂，不工作的時候就喝酒。現在奇耶倫回想起來，可以清楚瞭解到事情的發展過程。他父親就是靠這樣的方式掩飾他的自閉症傾向。然而他開始需要依賴奇耶倫的事實，明顯改變了整個家庭。老人家再也不能躲在工作背後，而這樣的健康狀況，也不允許他再喝酒。過世前的幾年，他與奇耶倫相處的時間，比之前一輩子加起來還多。父子倆的日子雖然不好過，但關係卻更緊密。老先生會坐在奇耶倫的家裡，和爬到他腿上的孫子孫女一起看影片。這些全是奇耶倫孩提時從來沒有過的經驗，而看到孩子與他們祖父之間的關係，更讓他感到驚訝。

奇耶倫的父親最後因心臟衰竭在家去世，那天下午奇耶倫剛好去他家看他。這對父子在一起的最後幾年雖然過得極其辛苦，但奇耶倫連一刻都不願意用它交換其他的生活方式。

照護者與病患關係的這種正面轉變並不一定會出現。兩者關係的變化也不見得都會朝向好的方向。當事人有時候難以接受協助，有時候不願意付出太多，這樣的緊張關係可能就會造成關係的裂痕。照護者經常會發現，不論他人有什麼樣的期待，也不論自己與被照護者的關係處於什麼樣的狀態，他們都無法一走了之。這種情況會讓照護者產生強烈的怨恨。至於像奇耶倫這樣的人，即使日子過得再辛苦，都會發現自己與被照護者間的關係變得深厚、變得比兩人生命中的任何時候都豐富，而這也可能是照護者得到最大的回報。

告別

母親喪禮的前一晚，我們全家人聚在殯儀館中瞻仰儀容。在這之前，我生命中所經歷過的死別，只有曾祖母以及父母一位四十歲出頭的好朋友，我也從來沒有參加過喪禮。我不知道看到母親的遺體應該有什麼樣的感覺。母親家人信奉天主教，他們堅持瞻仰遺體的儀式很重要，所以我信以為真。我哥哥、我父親，還有我站在舉辦喪禮的小教堂中。大家用了幾乎一個禮拜才全部趕回墨爾本。沒有手機的小哥皮普一直在昆士蘭境內旅行，大哥艾許住在美國，父親住在加拿大，而我在住在倫敦。當母親的一位好友發現她自殺後，被通知趕到醫院的是我的兩位阿姨，當情況已經很明顯，大家都無能為力時，決定關掉母親維生系統的人，也是兩位阿姨。那時，她們還有機會和母親告別，但我哥哥和我都還沒有看到她。母親躺在尚未封棺的棺木中，當我們趕到置放她棺木的小教堂時，我很慶幸自己不是一個人。母親看起來好小、好脆弱，身上穿著她為自己四十歲生日慶祝會所準備的洋裝。那是一件蕾絲復古洋裝，愛德華時代的風格，高領。雖然禮儀公司處理得非常好，但我仍然看得出她脖子上透露死因的痕跡。突然間，一切似乎變得如此真實。觸摸她的手以及把玫瑰經念珠遞給她時，我感覺到了她皮膚的冰冷。她看起來如此平靜，可是她並不是在睡覺。我嘆了一口大氣，突然瞭解為什麼兩位阿姨堅持要我們看看她。這不是我因為過度擔心而編造出來的想像情境。母親真的走了。

回到那間大一點的教堂後，我們坐在一起交談，讓其他家人去看母親最後一面。我們發現我們正在談著過去的事情，而且當父親回想起當初是如何因為一場差點大打出手的辯論，而把母親從她前未婚夫那兒橫刀奪過來時，我們都笑了。大家輪流講著母親的故事，而我們也豎起耳朵等著聽更多母親在我們出生前的軼事。我們聽著母親在孩提時、青少年時、當年輕妻子時的小故事。母親是三姊妹中的老二，也是外祖父最喜歡的女兒，她就在我這個年齡時，突然失去了父親。我發現自己沒有那麼害怕了。當所有人都見過她最後一面後，我決定獨自再去看看她。這次到了她身邊後，我好好地握住了她的手。我看著她，對她說我以她為傲。我告訴她我知道她努力留下來陪著我們是多麼辛苦的一件事；我告訴她我很高興她沒有在我十四歲時離開；我告訴她我真希望以前能更周全地照護她，讓她少受點苦；我告訴她我不可能找到比她更棒的母親了。母親用她獨特的見解、愛與善良，幫助我為她的疾病與死亡預做準備，沒有人能做得比她更好。

喪禮在我母親童年時期的教堂中舉行，教堂就坐落於她長大的那條街上。致哀者眾多，但我不太清楚來參加的人有誰。當時正值二月，天氣酷熱。我最好的朋友瑪莉莎（Marisa）和我花了一整天在各家店裡搜尋可以穿上身的黑色服裝，因為黑色服裝在夏末促銷活動中，是非常罕見的存在。我發現告訴店員我需要一件可以在母親喪禮上穿的衣服，然後看著對方侷促不安的樣子時，會有一種苦澀的愉悅感。事後瑪莉莎和我在車子裡為此狂笑不已。在喪禮計畫、遺囑宣讀，以及各種各樣需要決定的事情之後，這樣的狂笑實在是一場有如及時雨般的發洩。冗長的喪禮結束後，我跟著母親的棺木步出教堂。大家也開始跟在我們身後走出教堂，在一片模糊的熟悉臉孔中，我幾乎認不出誰是誰，其中許多人我都已經多年未見。但有一個人在我眼中特別突出。我看到了我的舍監老師瑪格麗特．班奈特（Margaret Bennett）靜靜地一個人走出教室。從四年前離開學校後，我就沒有再見過她了。新學期早就開始了，舉辦喪禮的地方與我的母校距離幾乎兩個小時的車程。我不知道她是如何得知我母親去世的消息，也不知道她是如何在白天離開學校來參加喪禮的。那一刻，我突然有了排山倒海的衝動想要告訴她，當母親病情重到無法照顧我時，學校對我具有什麼樣的意義；我想要告訴她我從來沒有忘記老師們給我的一切協助與鼓勵。可是我啜泣得上氣不接下氣，什麼話都說不出來。

我在想自己會不會害怕回到飛機上；不知道等家裡的東西全都整理好，母親的遺物也均分給我們兄妹三人後，我把屬於我的那一份運到倉庫儲存好，我還有沒有離開的能力。兩個禮拜後，我發現自己非常期待回倫敦。新工作、新室友都在等著我。一個全新的生活，生活中再也不需要經常去等著那通會讓我的世界天翻地覆的電話。一個除了我自己，我再也不需要為任何人負責的生活。多年的擔憂之後，那是一種全然陌生、解脫束縛的感覺。之前，儘管我已經搬到世界的另一端，卻依然常常等在電話的這一頭，隨時準備攔截令人驚惶失措的來電、隨時準備打包趕回去。現在連結被切斷了。不僅是母親與我之間的連結，也是家鄉與我之間的連結。母親走了，我沒有家，也沒有中心點了。那是一種怪異而不安的感覺。相較於自由，其實更像是自由落體。我的身體幾乎因為活著的感覺而出現麻刺感。或許是因為母親冰冷的身體而產生的對比，可是我的身體感覺到比以往更強大的生氣。我可以感覺到疼痛、興奮、恐懼與焦慮，但我的母親什麼都感覺不到了。我幾乎陶醉在這樣強大的生命力中，因為這才是愛與活著的真正意義。我提醒自己才剛剛經歷過生命中最糟糕的事情。現在再也沒有什麼值得害怕了。

當然，我錯了。十五年後，一場失敗的婚姻和一個我不知道該如何協助的孩子，讓我感覺母親去世的傷痕又再次被撕開。重新出現的悲傷強度更甚以往。我為母親而哭、為了我最需要她的時候，她卻不在我身邊的這種不公平而憤怒。她一定會很喜歡亞瑟。我幾乎可以在腦海裡想像母親與亞瑟玩耍，以及她在他沮喪時安撫他的景象。若是她能在亞瑟的生活中出現，亞瑟一定可以得到很多很多東西。在失去了母親多年之後，我又試著想像可以打電話向母親訴苦，會是什麼樣子。各種與母親相關的記憶突然湧至：她一睡就是一下午、她試著躲進車子裡喝酒、她長期的住院，以及與她爭論我對她的幫助是否足夠。這些都是我已多年沒有想過的事情。我的悲傷不是來自她的去世，而是在她去世前，我就已經慢慢地放棄了她。我想像自己的孩子以同樣的態度對我，那樣的情境讓我感到非常不舒服。

兒子確診後，我第一次回墨爾本，是為了參加最好的朋友瑪莉莎的婚禮，那次我一個人回去。婚禮前一天晚上，我和瑪莉莎的母親雪莉（Shirley）坐在一起，告訴她前些年發生的所有事情。雪莉是位退休的家醫科醫生，也是五個孩子的母親。瑪莉莎是她的老大，二女兒雅思敏（Yasmin）是個唐氏症寶寶。當我描述亞瑟面對的辛苦、缺乏的協助，以及我正在學習一些更能幫助他滿足他需求的事情時，她帶著微笑提醒我，我需要記住的最重要事情是我的母親身分。「在孩子生而失能的時候，你以為這就是世界末日了。其實不是這樣。」雅思敏在十三歲時突然辭世，出乎所有人的意料。那一刻我想著如果雅思敏還活著，雪莉必然會二十年如一日地繼續幫助她、照護她；我想著雪莉會如何期待著雅思敏總是比其他的孩子更需要她。但是雅思敏不在人世了。這正是我需要的提醒，我應該把注意力放在我所擁有的一切。幾天後回到倫敦再面對單親母親的生活時，我渾身充滿了精力，隨時準備應付人生在我的旅途上所丟出來的挑戰，同時我充滿了感激之情，感謝能有機會與亞瑟一起經歷人生，不論我們即將面對什麼樣的挑戰與課題。

第六章

自我照顧

SELF-CARE

「自我照顧並非自我至上；自我照顧的意義在於我也一樣。」

——諾斯特（L. R. Knost）

蘇西．瑞汀（Suzy Reading）陪父親去醫院的那天晚上，已懷有九個月的身孕。她不舒服好幾個月了，沒有人能找出她所經歷的異常症狀原因為何。醫生把她父親的命救回來的那晚之後，很明顯，她的父親再也回不了家，也再也回不到以前的健康狀況了。他被診斷出一種罕見的運動神經元疾病，但這個診斷結果一直到他去世十五個月後才確認。她父親住院後，蘇西生了長女夏綠蒂（Charlotte）、幫著母親照護住院的父親，然後讓父親轉院住到一間照護機構中。也是在這段期間，她母親因為蜂窩性組織炎住院，照護者還是她。蘇西的父母分別住在雪梨不同區域的兩家醫院裡，她白天就在兩家醫院間奔波，同時還要照顧因為疝氣疼痛，每次睡眠都不會超過四十分鐘的初出世小寶寶。蘇西是位身心健康教練，有她自己的事業，此外還擁有心理學學位，以及多年協助婦女藉由健身與瑜伽運動，照顧她們自己的經驗。但是有生以來第一次，她出現了油盡燈枯的感覺，疲累地甚至連拉出瑜伽墊的力氣都沒有。

蘇西的產後諮詢師幫助並支持她踏出了她所需要的頭幾步改變，讓她能度過生命中這段不可逆變化的時期。隨著時間過去，蘇西慢慢理解到：她過去所依賴的所有訣竅與技巧，全不管用。她曾經可以做二十分鐘的冥想、沿著海灘慢跑一圈、暫時放下手邊所有的事情去看看朋友，或晚上睡足八個小時，現在這些全都成了不可能的奢望。她連試著擠出一點時間做其中任何一件事，都會成為不可承受的負擔。大家曾經以為可以自己照顧自己的蘇西，感覺完全迷失了方向。

「自我照顧」已經成了一個有些流行性質的詞彙，在關於沐浴以及短期休假的文章中不時被隨興提及。不過要嘲諷這個詞彙也很簡單。這個詞彙的使用者是那些不需要對他人負責，只要照顧好自己的人，因此自我照顧似乎也很容易就被塑造成個人主義極大化的近義詞。女性主義作者勞芮．潘妮（Laurie Penny）在二〇一六年寫的一篇文章中，就曾提到自我照顧是健康趨勢的一部分，「如果你因為不斷地抵抗剝奪感與成見，而把自己的日子過得可憐又憤怒，那麼問題就會一直跟著你，而且就只是跟著你。讓你陷入如此悽慘境界的不是社會，是你自己。」的想法變成永恆。在寫這本書的自我照顧部分時，我想不容許任何模糊空間地說清楚，社會身為一個整體，有義務協助我們這些不支薪的家庭照護者，但自我照顧絕非社會這種集體責任的替代品。當我們盡全力試著滿足至愛至親的基本需求時，喘息時間的不足、精力的透支，不可能因為練習一些瑜伽就全部得到彌補。

本章節無意增加任何人已經分身乏術的待辦事項清單長度，也不是要把我們的身心健康責任放在大家已經無法負荷的肩膀上。本章節的目的只在提醒大家，我們自己也值得他人的捍衛與照顧。套用奧黛莉．羅德（Audre Lorde）這位美國非裔民權社會活動份子與作者談論與癌症共存的文章〈閃光〉（A Burst Of Light）中提到的：「自我照顧並非自我放縱，而是自我保護，屬於一個政治作戰行為。」照護者不僅是照護者。照護者更可能是女性、是生活在窮困中的低度就業或失業的人。這些人的心理與生理健康狀況可能都不理想。再說，照護者本身也可能就是失能者，或者是其他他如有色或同性戀、雙性戀與跨性別等邊緣族群的一員。如果從那些經常把他人需求置於自己需求之前的角度來看待自我照顧，它的重要性可能不亞於救命。照護者最需要的是一系列沒有妥協餘地的清單，換言之，他們必須知道可以讓自己度過艱苦時段的方法。

任何一份確保身心健康的建議，裡面列舉的絕大多數事項似乎都離譜地遙不可及。關於睡眠重要性的文章，會讓我們對身體每天受到的戕害焦躁不已，因為根據其他人的睡眠規定，我們的睡眠模式感覺好像完全失控。對所有既要忙碌自己的工作，又要協助他人護理需要的人而言，準備健康餐似乎是絕對不可能的任務。上健身課？算了吧。但是**所有的一切**真的都不可能嗎？的確可能有那樣的感覺。有時候我們因為沒有把事情的輕重緩急順序排好，而讓自己成了自己的絆腳石。如果我們不學著照顧好自己，那麼不論是我們自己或我們所照護的人，結果都很可能是毀滅性的悲劇。

照護者職業過勞是醫療專業人員現在普遍認知到的現象。這種過勞症狀從情緒沮喪、感覺無助、體力透支，諸如高血壓等壓力相關疾病、憤怒、反應過度、失眠、藥物濫用到焦慮，應有盡有。其中最令人感到難過的症狀就是自戕、自殺，以及傷害被照護者的念頭。根據英國照護者協會的一份報告，一週照護家庭成員超過五十小時的照護者受到的負面影響最大，其中有四分之一的照護者回報「很糟」或「非常糟」的心理狀態。我們無力掌控從社會福利系統得到的協助支援程度，也沒有辦法確保其他家人能夠給予的幫忙，但我們永遠都不應該低估自己身心健康的需求，這些需求與我們所照護對象的需求一樣重要。

自我照顧究竟是什麼？自我照顧其實就是我們日常用來維持身體、心理與情緒健康的一系列技巧與練習。當蘇西．瑞汀發現她在照護新生寶寶與父親的角色中迷失時，她花了好一段時間，才理解到自己當下的照護者角色所需要的東西，是一套完全**不同於以往**的工具。這些不同的工具更容易管理，而且也不會在她已經吃不消的心靈與疲憊的身體上增加額外的負擔。時間帶動著人事變化，蘇西已經發展出一套屬於她自己的應變方法，並把應用工具放到自己的工具箱內，現在的她又開始感覺像自己了。她父親過世兩年後，蘇西身邊除了步伐不穩的小丫頭外，又多了第二個寶寶。她和丈夫得知她的公公狀況非常不好，於是全家繞過半個地球，搬到英國，幫助照護她公公最後在世的幾個月。這一次蘇西準備好了十八般武藝，不但不讓自己喘不過氣來，而且不論在任何時候——非常艱困的時候除外——都沒有再體驗到第一次擔任照護者與新手媽媽期間的高度疲憊與覆滅感了。她相當肯定這是因為自己具備了更全面的適應技能，而且也非常習慣使用這些技能。現在的她就算處於艱困時候，也有能力挑選出自己可以處理的事情。蘇西在她的作品《自我照顧革命》（*The Self-Care Revolution*）中就提到了這些技能的親身體驗，以及她發現的練習。

在我青少年時期，母親常和我聊起造成她心理狀況如此不佳的原因，而且一聊就是好幾個小時。她以前是那種為孩子可以犧牲一切的烈士母親。一直到她經歷了好幾段無法完全照顧我們的時期，她才恍然理解到「做所有的事情」會帶來多大的傷害。母親的心理健康狀態惡化的原因很多，但很大一部分都是她無法掌控的事情。我們也談過她的遺憾，以及那些在她能力所及範圍內可以用其他方式處理的事情。有時候母親會求我不要重蹈她的覆轍，以為家裡每個人都比她自己更重要。為人父母或身為照護者的人，很容易就把其他人緊急且常常都是迫切的需求置於自己之前。這樣情況有時候當然是絕對必要，但是照顧好自己，確保緊急狀況解除時，我們依然可以滿足自己的需求，也是我們的義務。母親如果早點認知到這些，並在照顧我們的同時，也同樣顧及她自己的需求，或許她的人生會出現另一種樣貌。沒有把自己照顧好，她對此一直深感遺憾。

這件事的錯並不在母親。我們活在一個父系的社會系統中，不論是從傳統或數量的角度來看，各類照護者的性別，女性都是壓倒性的多數，而社會對於照護者的調教，就是要讓他們把其他人的需求放在自己之前。這麼做可以獲得旁人的讚賞，若有人膽敢把自己的需求放在第一位，我們得到的就是嚴厲的譴責以及自私的惡名。照護工作中的不平等狀況或許正在減少，但現實依然是女性負責大部分的不支薪工作。目前英國的照護者中，有百分之五十七是女性，但資料顯示她們負擔的照護工作非常之多。一如前言所提，以有失能孩子的家庭為例，百分之八十四的母親在做著沒有薪資的工作，而家中沒有失能孩子的母親，只有百分之三十九的母親在做不支薪的工作。此外，家裡有失能孩子的母親，只有百分之三有全職工作。從母親承擔了失能孩子大部分照護工作的這件事來看，我覺得這些數字應該是相當公允。根據英國全國統計署（Office for National Statistics）二〇一六年的一份時間利用調查，平均而言，婦女負責家中不支薪工作的比例，比男人高出百分之六十。也就是說，每週花在不支薪的家事勞動時間，男人平均十六個小時，女人二十六個小時。

艾蜜麗與阿米麗雅．納戈斯基在她們的作品《燃燒殆盡》中，針對兩人所創造的新名詞「付出者症候群」（Human Giver Syndrome）做出解釋。這個詞彙是根據哲學家凱特．曼恩（Kate Manne）的「人類」與「付出者」理論而來[1]。該理論主張有些人的道德責任是**成就**自己的完整人性，而其他人的道德責任則是**付出**自己的完整人

1 凱特．曼恩（Kate Manne）：澳洲哲學家，美國康乃爾大學哲學系教授、作者。她的作品主要都與女性主義哲學、倫理學與社會哲學有關。本處提到的理論，出於她的著作《不只是厭女》（*Down Girl: The Logic of Misogyny*）。

性。根據艾蜜麗與阿米麗雅的描述，付出者症候群堅信我們的道德責任，是將「美麗、快樂、冷靜、大方與體貼他人的需求，置於任何其他特質之上」。就我多年來對許多照護者的瞭解，這句話無疑是最能完美描述照護者特質的定義。母親顯然是這種症候群的傷亡者之一。

身為主要照護者，當我們試圖東縮西減地省出一點點時間給自己，卻感覺到的重重內疚感就是因此而來。即使大家才剛開始認知到我們的社會正是因為部分人民完全沒有回饋地付出所有，才得以繁榮茁壯，也可以幫助許多照護者在試著提高自己需求的重要性時，降低他們的內疚感。蘇西．瑞汀告訴我，內疚的感覺是大家之所以覺得自己不可能考慮多一點自我照顧的主要原因。她發現幫助照護者重新架構起自我照顧的框架，並藉此促進他們生活中其他角色的作用，是非常好的做法。如果照護者能理解做不到自我照顧的結果就是無法協助至愛至親時，或許他們就有了正視並優先照顧自己健康需求的誘因。聽著蘇西描述某些照護者必須認定自我照顧其實在幫助他們心愛之人，才願意照顧自己時，我真的很難過。不過，不論用什麼方法前往想去的地方，我們都必須抵達目的地。如果我們沒有休息好或照顧好自己，就不可能在長期照護的環境下正常運作，特別是如果我們還必須處理高強度的壓力。花一點點時間在自己身上、優先照顧自己和自己的健康，本來就是應該的。

休息

與不分晝夜都需要照護的家人同住，僅是擁有足夠的休息，對照護者來說都可能是件極困難的事情。蘇西晚上照顧幾乎徹夜不眠的小寶寶，白天協助父親的經驗，一點都不特殊。她是大家稱為「三明治世代」的一員。所謂三明治世代就是上有祖父母或父母要扶養，下有孩子要照顧。如果一夜好眠是奢望，那麼照護者的首要需求就是休息。蘇西尋找產後諮詢師協助時已是身心俱疲的狀態，諮詢師建議她利用女兒白天睡眠的片段時間休息。在此之前，蘇西一直設法避免上床睡覺，因為每次這樣做，等女兒二十分鐘後無可避免地又醒過來時，她都會覺得憤怒又沮喪。利用片段時間補眠，成了一件充滿壓力的事情。諮詢師建議她重拾過往她覺得可以振奮精神的練習。於是她鋪平了瑜伽墊，用修復瑜伽的姿勢躺著，身上再裹條毯子，純粹休息。有時她也會睡著，不過睡著不是必然的目的。重要的是休息，全然沒有壓力的休息。孜孜不倦地在每次小寶寶睡著後就努力休息了一小段時間後，蘇西又感覺到了體內的精力，而她的腦子也稍微清明了一些。

身處在不可能得到更多睡眠的環境中，大概沒有什麼事情會比聽到「多睡覺」這樣的建議更令人憤怒了。不過若把睡眠看成休息，確實可以幫助大家更容易達到休息的目的。我們的確可以在白天用片段的時間休息，而休息也不一定要躺在床上。休息有累加的效果，換言之，從各種活動期間偷來的片段，都是可以累積的。躺在瑜伽墊上試圖休息之前，蘇西會利用寶寶短暫的小睡時間躺在沙發上看電視播出的日間連續劇。她說除非自己確認這樣的行為於事無補，否則不會再求助於其他更好的辦法。休息真的有幫助。蘇西付出了許多努力後，感覺又像自己了，而重拾精力只是她許多重要步驟中的第一步。

蘇西的首要建議就是把睡眠列為第一重點，不過在生活中，總有些我們無法掌控的時候，因此休息與放鬆就必須成為我們的第二項重要工作。如果連休息和放鬆的時間都沒有，怎麼辦？用呼吸來補。就像蘇西說的，「睡眠、休息、放鬆，與呼吸，全都會刺激副交感神經系統。如果無法睡覺，休息，如果沒有時間休息，就致力於呼吸。總是會有辦法的。」

呼吸

不必運用什麼花俏的呼吸方式。蘇西建議簡單吸氣，屏住呼吸時注意當下，然後吐氣，注意吐氣後的當下。短短三十秒到一分鐘的時間，就足以讓壓力荷爾蒙的神經系統平靜下來。白天時不時地這樣呼吸，對我們疲憊的身心有巨大的幫助。這些蘇西稱之為「自我照顧的微時刻」，我們所有人都絕對可以做到。人總是要呼吸，所以我們大可以用有效、開闊的方式來呼吸。她提醒我：很重要的一點是別去在意呼吸方式是否正確。我們這樣呼吸，目的不是為了變得更強壯。再說，在意呼吸方式是否正確，只會增加更多壓力。只要簡單記住在白天的不同時候，做幾次深呼吸就好了。我們也可以把這樣的呼吸習慣結合其他日常行為，譬如燒水、穿鞋或等紅燈，將它們當成提醒我們呼吸的觸發點。

睡眠

我們依然需要睡眠，而且可以用創意來爭取睡眠時間。就像照護者的其他生活層面一樣，我們的睡眠習慣可能和其他人很不一樣，不過沒關係。亞瑟平常晚上約九點就寢，但每週大概有一、兩次，他的一天會從凌晨兩點開始。事情特別不順的時候，早早開始的一天，一週可能多達三次。我盡了一切努力提升亞瑟和我自己的睡眠品質，不過有時候事情還是會脫離掌控。

過去十年間，特約工作一直是我獲得足夠休息的關鍵。在我自己的時間裡掌控一切，代表著晚上亞瑟若醒過來而且不打算再回去睡覺的時候，我比較不容易恐慌。必須利用珍貴的工作時間打個盹，免不了會發發牢騷或懊惱一下，不過這種狀況通常也都是因為我實在太疲憊了。兩個孩子上學後，如果我當天的行程是在家工作，我就會在開始工作前先睡個覺。如果我正努力地想切斷腦子裡的各種胡思亂想，譬如截稿時間要到了、待辦清單上還沒做的事情、孩子上學的時間怎麼這麼短，那麼我會啟動自己的冥想應用程式或催眠療法應用程式，抱著休息的打算仔細聆聽應用程式提供的內容——不過結果通常都是直接去見周公。

與客戶有約的時候，我只能選擇撐下去。至於週末或學校放假，孩子都在身邊，睡覺不在選項之內，我會找時間休息，然後在心裡記著得抓住機會補眠。偶爾，在孩子隔週週末去找他們父親之前，我都找不到補眠的機會。就算是這樣，也還是要擠出額外的睡眠時間。

多年來，瑪麗·蘇珊·麥肯納（請參見第四章）的女兒阿比艾拉經歷了不同階段的睡眠不佳問題，做母親的她於是想出了一些解決妙法。阿比艾拉是腦性麻痺與癲癇患者，需要服用許多藥物，其中有些藥物會毫無預警地引發睡眠問題。在不影響藥物的前提下，謹慎調整藥物內容改善睡眠狀況，需要時間，有時調整期甚至長達好幾個月。此外，疲憊也是觸發阿比艾拉癲癇的原因之一。任何一個深夜還無法成眠的日子，都表示瑪麗·蘇珊必須讓女兒在第二天早上晚起，避免孩子過度疲累。然而晚起會讓阿比艾拉當天晚上不容易入睡，進而演變成惡性循環。瑪麗·蘇珊的丈夫肖恩是位職業音樂家，很多時間都在外演出，他不在家的時候，瑪麗·蘇珊通常就會成為女兒的唯一照護者。

瑪麗．蘇珊除了要儘可能維持自己日程表的彈性——譬如在家完成她的學士後深造課程——以便在阿比艾拉白天睡覺的時候可以補眠，她還決定要偶爾做些更激進的事情。一年當中，瑪麗．蘇珊會利用極少的一些時間，在肖恩離家演出的前後，住進飯店中，而且連續兩天不出房門。她告訴我她對這件事只有幾個條件：飯店必須便宜、房間必須要有她可以坐在外面的陽台，以及要有不錯的食物。在那連續的四十八小時裡，她做的事情只有睡覺、閱讀、飲食，以及在陽台上享受一瓶啤酒。等阿比艾拉上學後，肖恩也會到飯店來與她來個午餐約會。

並非所有人都有條件採用這樣的解決方法。瑪麗．蘇珊知道不是每個人都有這樣的經濟能力，也不是每個人都有伴侶或其他足以信任的人可以去照顧心愛的人過夜，但是她常常在想，其他人之所以不這麼做，有兩個原因，一個是他們從來沒有這麼做過，另一個就是他們實在太內疚，所以不會這麼做。如果想找另外一個人來妥善地照護父母、伴侶或孩子，我們可能需要周延的計畫，但若有可能執行這樣的安排，再辛苦的規劃與準備都值得。為了得到一些亟需的休息，在必要的時候，我們可以去請求或支付他人來協助（第八章將針對這個議題做更多的討論）。瑪麗．蘇珊告訴我，知道不久後可以有兩天完全屬於自己的時間，那麼好幾個禮拜的睡眠不佳，也就沒有那麼難以忍受了。兩個孩子與他們父親共度週末的時間，也讓我有相同的感覺。

睡眠對人類生存有絕對的必要性。長期睡眠不足會對身心造成許多負面影響。在馬修．瓦克（Matthew Walker）的作品《我們為什麼要睡覺》（*Why We Sleep*）中，他描述了有理有據的影響。「每天習慣性睡眠時間若低於六或七個小時，會降低你的免疫系統、罹癌風險也會增加兩倍以上。睡眠不足是決定一個人是否罹患阿茲海默症的一項生活型態關鍵系數。睡眠不足，或甚至僅短短一週稍微減少睡眠時間，都會造成血糖值嚴重紊亂，被匡列為糖尿病前期的可能。睡眠時間太短會增加冠狀動脈阻塞與脆化的問題，讓人走向心血管疾病、中風，與心臟衰竭。」當我們處在每天晚上根本無法擁有連續八個小時不受打擾的睡眠環境時，這樣的資訊令人恐懼不安。為了儲備足夠的戰力，爭取我們需要的睡眠，讓我們能夠執行自己的照護責任，甚至僅僅只是為了自己的生活，瞭解睡眠不足的危險，是件非常重要的事情。

如果你無法允許你為了**自己**去休息，那麼你也必須為了你所照護的人去休息。對克萊兒．柯提查（請參見第二章）而言，爭取休息時間代表與社會福利機構對簿公堂，要求夜間護士協助幫助照顧兒子。對其他人來說，爭取休息時間則代表訓練其他家人協助自己所照護的人，好讓自己可以去找朋友或是偶爾到飯店去待一段時間。

處理身體的壓力

睡眠與休息或許是我們對抗照護者壓力的第一步，卻不是最後一步。艾蜜麗與阿米麗雅．納戈斯基在《燃燒殆盡》中解釋：當我們無法掌控生活中的壓力源時，我們就必須處理壓力本身帶來的影響。在剛開始照護新生寶寶與父親那段時間，蘇西第一次去看家醫科要求協助時，醫生給了她兩個選擇，一個是把壓力降至最低，一個是吃抗憂鬱症的藥。「把壓力降至最低」這種想法，對於身為照護者的我們來說，既侮辱人又可笑。結果，蘇西在她能力範圍內，處理了她身體壓力的問題。當她從自己的瑜伽墊休息中重拾了一些精力後，她開始面對自己的身體壓力。

一如艾蜜麗與阿米麗雅．納戈斯基在書中所提，釐清楚**壓力**與**壓力源**，對我們很重要。我們不一定能掌控壓力源。無眠的夜晚、為了資源補助的奮戰、幫助至愛至親熬過慢性痛苦或沮喪，都是造成壓力的壓力源，而且這些壓力還會在我們身體內累積。面對壓力源時，我們的身體為了讓我們免受威脅，會自行啟動特殊的保護機制，亦即眾所皆知的戰鬥、逃跑或僵直反應（fight, flight or freeze）。不論是身體威脅或心理威脅，我們的身體都會以同樣的方式應對。心跳變快、血壓升高、腦內啡增加，但是消化能力以及其他在面對已感知威脅時不屬於必要的功能都會下降。生理反應影響我們整個身體，以維繫我們的存活。但身為人類的我們，並非天生就被設計成需要經常面對威脅的物種。納戈斯基姊妹在書中說：「如果我們陷入困境，那麼原來企圖拯救我們的心理反應反而會變成慢性殺手。」我們需要讓已經在身體中啟動的壓力循環完整走完一圈，並告訴自己威脅已經結束，不需要再繼續原來的反應了。

納戈斯基姊妹在書中以早期人類逃離野生動物為例，解釋壓力反應如何演變成需要我們刻意處理的狀況。人類一旦察覺到威脅，我們的身體就會自動改變心理狀態，讓我們的身體能夠儘可能提升逃跑速度。逃離威脅範圍後，我們會被擁抱自己的村民圍繞，這樣的景況也是在提醒自己已進入安全領域。整個威脅循環於是完成，我們的身體可以回到原有的輕鬆狀態了。面對現代的壓力源，人類的身體仍以相同的方式因應，只不過逃跑或自我防備通常都已不是合適的選項。我們必須處理面前的壓力源，舉例來說，我們在會議上為自己至愛至親的需求據理力爭時，要維持冷靜與禮貌。但在會後簡單地告訴自己威脅已經解除，並不能讓身體裡已經飆高且正在衝撞的血壓與荷爾蒙自動降低。所以我們需要一些工具來完成身體的整個壓力反應循環。

運動

得知許多照護者無庸置疑的第一重要需求，竟然是「出汗」時，我其實一點都不驚訝。每一天。讓自己的身體動起來，是告知自己身體威脅已解除最有效、也最快速的方法。不論照護者是否意識到自己已經完成了身體的壓力循環，不可否認的是，運動確實有效。

潔思．威爾森十多歲的女兒布魯克是自閉症與癲癇患者（請參見第三章）。潔思在幾年前找到了新兵訓練營（Boot Camp）這個機構。就像許多照護癲癇的至愛至親一樣，為了確保被照護者在癲癇發作時的安全，照護者必須維持高度警戒的壓力，這很可能會累積到異常嚴重的程度。我們或許根本就不會注意到這種時刻都處於高警戒狀態的情況，甚至習以為常。布魯克在十一、二歲的時候開始出現嚴重的強直陣攣發作。雖然長期服藥，但布魯克每六週至少會有一次威脅到生命的癲癇發作。發作的次數聽起來似乎不多，但問題是大家必須時時刻刻注意、等待這些發作的出現。她每天開車接送布魯克上學時，都擔心女兒會在路上發作，而自己無法安全地把她從車子裡挪出來。至於在家裡，布魯克也是絕對不能有片刻的獨處時間，每一個家人都必須在有事離開房間時，對在家的其他人大聲說「看著」（布魯克）。布魯克目前服用的藥物效果很不錯，她已經連續九個月沒有嚴重的發作了。然而潔思說她還是不可能放鬆，因為有太多因素可以輕易地讓癲癇藥再度失效。

潔思說自從發現高強度的運動可以有效因應她的焦慮後，她整個人都感覺煥然一新。她現在知道她每天必須至少出汗二十分鐘來抵禦壓力的累積。在開始劇烈運動前，她會走很多路，她表示走路雖然也有些幫助，但新兵訓練營裡提供的真正有氧鍛鍊，效果卻大不相同。我們的壓力反應全屬於生理層面，所以用我們的身體來應付壓力——就像逃離野生動物——是告訴我們的身體已進入安全領域、壓力循環已經完成的絕佳方法。

我在大概一年前開始慢跑。我從來沒有想過自己會享受慢跑，之所以有興趣嘗試，是因為閱讀到許多資料都談到了慢跑對於心理與生理帶來的好處。除了這些好處外，慢跑還是一種自由與完全彈性的運動，所以我覺得應該要試一試。結果令我相當驚訝，因為我愛死這項運動了。在我居住的南倫敦附近，有很多綠地可以讓我一面慢跑，一面欣賞倫敦各處的風景、廣闊的天空，以及四季的轉換，而且我可以很快在回到辦公桌後，感覺自己變得更強壯、壓力也減少了。這一切都可以在跨出大門後三十分鐘內達到。至於必須準備的配備，只有一雙一千六百塊的慢跑鞋和一個免費的「懶骨頭邁向五公里」（Couch to 5K）的慢跑應用程式。

鍛鍊與運動雖然是完成壓力循環的最佳方式之一，卻不是唯一的方式。很多人因為失能、疾病或受傷，根本無法進行積極的運動。走出門、上課或去體育館也可能在我們的能力範圍之外。也許有人唯一可以單獨出門的時間，只有晚上，但晚上又不太安全。運動也許有效，但有時候就是不可能落實，特別是在我們已經精力耗盡的時候。這種時候，我們還有其他方式可以向身體發出信號，告知它威脅解除，可以放鬆了。

創造性的抒發方式

瑪麗・蘇珊住在美國田納西州納許威爾市郊。由於家裡有很多空間，她就把一間小庫房改造成了製陶工作室。三十歲生日那天，她丈夫肖恩在 eBay 上找到了一架陶輪，並幫她完成工作室的改造。有時候她非常忙碌，特別是在阿比艾拉睡不好、肖恩應邀離家演出，或她忙著自己的博士學位的時候，就沒什麼時間去工作室。但是只要事情和緩一些，而她又得到了更多的協助時，她第一優先的事情就是在工作室待上好一陣子，做些陶壺陶罐。她說做陶結合了獨處與創作的樂趣，再加上觸摸陶土的感官經驗，讓她擁有一種平靜與喜悅。具創造力的抒發方式可以成為減緩我們身體壓力影響力的極佳方式。而做陶，就像瑪麗・蘇珊生活中的所有其他事情一樣，關鍵在於彈性。有時候她好一陣子都無法進工作室，也沒關係。有些照護者提供給我減壓的其他創意抒發方式還包括了唱歌、彈琴，以及畫畫。

撫觸

擁抱也是種對身體相當有益的行為。一次二十秒的擁抱，是發訊號告知我們身體威脅解除、可以放鬆的極好方式。研究顯示擁抱可以降低血壓、增加催產素的分泌。如果身邊沒有可以碰觸的其他人，碰觸自己也是種有效的身體放鬆方式。蘇西．瑞汀推薦大家使用有香味的護手霜，花三十秒到一分鐘搓揉雙手。這聽起來微不足道，但令人愉悅的氣味、短暫地停下所有工作，吸入香氣，以及雙手的碰觸，都可能帶來極大助益。

細碎片段的平靜

我們很容易就會產生一種迷思，認為自我照顧必然是什麼大動作、昂貴的按摩或課程，抑或長時間奢華泡澡。這些事情當然也很好，卻非必然，再說，我們通常都很難做到。蘇西在協助許多新手以及家有失能孩子的媽媽抒壓時，發現我們身邊其實有很多唾手可得的工具，把握一天的細碎時間運用它們，且不斷改變、進化、常保這些工具的新鮮度，是抒壓最重要的關鍵。對蘇西來說，常保工具新鮮度的方式，就是替我們每天都必須要做的那些事情，創造出帶有裨益健康效果的儀式。我們每天都得穿衣服，那麼為什麼不穿些自己非常喜歡的衣料做成的衣服呢？蘇西總是要求她的客戶們自問：「我該如何為每天的行為與活動注入更多的溫柔、細膩與風采？」每個人自我照顧的工具清單長得都不一樣，但有一件事是肯定的，那就是這些工具不需要是昂貴、費時或消耗精力的事情。提到自我照顧，可能性太多，所以我在這裡僅提出少數幾個很多人覺得非常有用，但其實很平凡又很容易得到的技巧與工具。

大笑，特別是與其他人在一起時的大笑，對我們的身心都有巨大的好處。笑聲可以緩和緊張、分泌催產素、提升免疫系統，甚至保護我們的心臟。當我們和其他人一起大笑時，還可以增進彼此的關係，不過就算獨處時，看到好笑的電視節目而大笑，也一樣有益身心健康。這是降低累積在我們體內壓力的一種非常好、非常令人愉快的方式。

哭是另外一種擺脫體內壓力的重要方式，而且很容易做到。研究顯示哭有一種自我撫慰的作用，具鬆弛緊張與振奮心情之效。有時在陷入身體所湧現的壓力與情緒泥沼時，我發現唯一可以幫助我繼續往前走的辦法就是哭。淋浴間與車子是我最喜歡的兩個大哭場所。這兩個地方讓我感到安全與私密。我發現當所有的眼淚都流光後，一場熱水淋浴的撫慰效果奇佳。若在一天開始之前，我知道自己得狠狠地哭上一場時，車裡是個極佳的去處。如果在家的某個早上，事情處理得特別不順，而前一個晚上又因為沒睡好而精疲力竭時，放些確保自己會痛哭失聲的音樂，真的可以舒緩累積的壓力，讓我能夠接著面對要與客戶共同工作的一天。大多數人其實都不需要研究報告來告訴我們這些我們已經知道的事情，只不過大家很容易就會忘記，這個工具在必要時，隨時都可以為我們所用。

孩子哭與笑的次數都比大人多出非常多，表示孩子可以很自然地利用這些工具來安撫自己。身為大人的我們，或許需要刻意提醒自己一下，生活中可以多哭、多笑。動物也是非常好的減壓來源。養寵物不但具有陪伴的功能，在撫摸寵物時可以得到的鎮靜效果，家中的所有成員也會因此獲益。狗兒會鼓勵你定期出外散步，而這也可能是帖補藥。走到戶外儘管是件很重要的事，但不一定要大張旗鼓。在鄉間或海邊度過一個週末固然是很不錯的安排，但在市區公園或自家後花園這類的綠地消磨一些時間，對於情緒以及壓力指數也都有正面的影響。蘇西．瑞汀稱這種方法為大自然療法。對她而言，重新恢復精力後，下一個重要階段就變成了每天固定花點時間待在戶外。蘇西住在雪梨，她可以帶著尚在襁褓中的女兒一面沿著海岸的峭壁散步，一面看海。這個安排對她的情緒有很大的效果，也讓她返回醫院幫助父親的行程，變得更容易因應。

我有一位同樣也是在扶養自閉症孩子的朋友，她把自己對運動的喜愛以及在海裡游泳的極限挑戰結合在一起。她的安排帶來多重的好處，除了運動以及徜徉在大自然當中之外，同時完成了艱難的挑戰與籌募善款，還讓她有了一種使命感。

寫日記

寫日記是一件我不斷重新拾起的事情。母親去世後的一年半間，我一直住在紐約，期間經過了九一一以及之後的混亂。很難形容當時紐約人那種明顯的壓力與焦慮感，即使沒有直接受到衝擊的人，也同樣有這樣的狀況。我當時和一位自由工作者朋友住在一起，她有天給了我一本茱莉亞・卡麥隆（Julia Cameron）[2]寫的《創作，是心靈療癒的旅程》（*The Artist's Way*）。這本書是一個關於發現或重新發掘自己創造力的過程，而其中最主要的工具之一，就是晨間筆記。卡麥隆建議讀者每天早晨以意識流的方式，隨興手寫滿滿三頁紙張的內容，把腦子裡所有的東西全丟到紙上，在一天開始前，把頭腦清理乾淨。我覺得這種方式非常容易讓人上癮。根據卡麥隆在書中的解釋，每天的晨間筆記並不能讓你避開需要面對的問題。但是在書寫的過程中，我們會回答自己的問題，以及面對自己的感覺、生活中大小事的優先順序，以及自己的價

2 茱莉亞・卡麥隆（Julia B. Cameron）：一九四八年生的美國人，擁有眾多頭銜：教師、作家、藝術家、詩人、劇作家、小說家、製片、育鴿者、作曲家，記者。最著名的作品就是一九九二年出版的《創作，是心靈療癒的旅程》（*The Artist's Way: the Spiritual Path to Higher Creativity*）。

值觀。落在紙上的東西藏不住這些事情。重點在於不去回頭閱讀自己所寫的東西。寫日記不是寫作練習。單純地讓文字傾瀉而出，才能讓我們繼續處理腦子裡的念頭。

現在我雖然已經不再寫晨間筆記了——在家裡根本做不到——但我一直都知道，當我需要釐清腦子裡那些轉個不停的事情時，寫日記是個很好的練習。當了媽媽後，我花了一點時間才又開始寫日記。有很長一段時間，我對自己說我做不到，因為我沒有以前擁有的時間與空間。但後來我開始刻意找出並利用零散的時間來消化亞瑟的診斷狀況，同時梳理自己因為母親以及婚姻結束而湧上來的悲傷。研究顯示把創痛的歷程寫下來，有助於我們的健康。我有好幾疊自己從沒有回頭看過的筆記本。那些本子已經達到了它們的目的。

六歲兒子雅各（Jacob）是自閉症患者的史黛西．李（Stacey Leigh），在一年多前經歷嚴重的照護者過勞後，發現了寫日記的好處。她在心理醫生的協助下，開始把事件化為文字，幫助自己消化遭到漠視多年的情感。雅各兩歲確診，史黛西．李在經歷了疲勞過度的階段後，開始尋找照顧兒子的更好方法。她為他找了最好的幼稚園與學校，並將這一切的經驗全放在網路上分享，協助其他父母走過相同的歷程。她有強烈的企圖心，希望能儘可能提供孩子最好的協助，在這條不斷追求的道路上，寫日記是她的心理醫生推薦的其中一種工具，幫助她消化孩子診斷結果所帶來的感情波動，以及她自己長久以來隱藏在內心的童年創傷。現在她每天都運用這些技巧。早上起床後的第一件事，就是問問自己感覺如何，然後花一點點時間寫下浮現在她心頭的情緒。晚上，她簡短地在睡前列出所有擔心的事情，希望能帶著一顆稍微清明的腦子入睡。史黛西．李說在多年的逃避與隱藏後，僅僅只是簡單地把自己的情緒寫在紙上，就足以讓一切變得不一樣。

底線

自我照顧的範疇，比我們每天增加的活動與技能要大，也可以說是我們為自己設定的底線。我們很難為自我照顧理出一條清楚的路線，特別是初入照護環境時，我們很可能需要把整個生活調整到全變了樣。或許我們在擔任照護者之前曾經有過底線，但是人生的大轉彎，把那些底線全甩了出去。我們在提供照護協助時，其實不一定能守得住特定的底線。試想，一個即將當爸爸或媽媽的人說：「告訴你哦，週末睡懶覺對我是非常重要的事情，所以就算有了孩子，我還是要繼續在週末睡懶覺。」哈，簡直是笑話！不過這也不代表我們應該放棄**所有的**底線。或許這只代表過去我們會為其他人做的事情，現在我們要說不。

如果環境條件不同，而我又有選擇的權利，我一點都不想如此深入地介入兩個孩子的學校安排。但我沒有辦法在每個週末開車載女兒去參加好幾個不同的課外活動，所以她的課外活動必須要在要學校進行，不然就得和朋友一起去，而她朋友的父母還必須樂意順道接送。我不能帶著兒子處理太多雜事，因為那麼做的結果就是災難一場，我也無力承擔太多社會責任。在我們家，週末一切事情的速度都很緩慢，處理起來也比較容易。至於我的院子，雖然我愛極了自己的院子，但院子的情況卻是慘不忍睹。不論住在同一條街上的某位鄰居用多麼爽朗的語氣（如果我的表現有點小家子氣，這位鄰居的態度就會變成笑裡藏刀）批評我的前院，我都堅持自己不是女超人的事實，並強調相較於讓整條街的人開心，我的心智健康更重要。

持續工作是我堅決不妥協的底線之一，只不過守住這道底線的過程並非一帆風順。支薪照護者的表現令人失望、兩個孩子讓人分身乏術、兒子找不到傳統的育幼機構，還有短短兩個小時的睡眠後就得工作十個小時的日子。但是工作讓我能夠在孩子以外的世界，探索自己的興趣。工作讓我有能力支付一些額外的協助，這樣我就不是兒子唯一的照護者，可以減少很多背負的壓力。工作讓我有餘力加入年金計畫，而這也表示孩子會看到我接受其他人的協助——我在小時候幾乎沒有看到其他人的幫助。就連走路到辦公室的四十分鐘路程，都為我的一天帶來極大的歡愉與空間感，因為中間會經過好幾條安靜的後巷以及一個綠意盎然的大公園。安靜步行時，不論是做做白日夢、聽本書或聽聽 Podcast 內容，都是非常美妙的機會，讓我可以享受獨處的平靜時刻，沒有孩子、沒有工作、沒有需要做的任何事情。儘管我並不清楚我們一家三口的未來會是什麼樣子，但繼續工作將一直是我生命中的首要重點，只不過對於工作的形式，我可能需要保持彈性。

在愛麗斯·班恩（請參見第一章）眼中，工作有著相反的意義。愛麗斯受過完整的助教訓練，當女兒拉雅開始上學後，她在另外一所學校找了一份協助失能孩子的工作。由於拉雅缺乏適切的育幼管道，愛麗斯覺得當時唯一的選擇只有在另一個學期課程作息與女兒學校完全相同的地方工作。一年之後，愛麗斯感覺自己油盡燈枯，心理健康狀況也欠佳。對她而言，在家隨時回應兩個女兒的照護需求，同時應付全職工作的要求，遠遠超過自己的負荷。雖然非常希望工作，但她還是認為辭職是最好的選擇，而且暫時回到學校繼續進修。這一次愛麗斯一點都不急，她給了自己很多時間去仔細思考未來究竟應該怎麼做，才是對她以及對家人最好的安排。目前，她允許自己回校進修，就是邁向自我照顧的一大步。

史黛西·李在兒子確診自閉症後沒多久，就開始在網路上分享自己和兒子的經歷。她很快就吸引了許多粉絲以及數百甚至上千的私訊。針對這些私訊，她總是辛勤地回覆。後來家中的照護工作以及與陌生人分享如此多的經歷，讓她感到疲憊不堪時，她關閉了帳號，連著數月不上網。這段休息時間後，她領悟到問題的癥結並不在於分享她和兒子的故事，而是在於自己毫無底線地分享。於是她重新申請了一個規模小很多的新帳號，而在自己有時間與精力之前，她不會親自回覆任何不認識的人，就這麼放任這些私訊的有問無答。前社工人員與照護母親的身分，讓她有許多可以分享的有用資訊，但在回顧過往時，她自己都不太敢相信當時的她竟然以健康的代價，在陌生人身上耗費了如此多的時間。

妻子瑞伊（請參見第五章）罹患了阿茲海默症的大衛．羅傑斯（David Rogers）熱愛彈鋼琴。瑞伊早上習慣晚起，於是大衛買了一個附帶耳機的音樂鍵盤送給自己，每天在不打擾妻子的情況下，早起練習一個小時。隨著瑞伊病況的惡化，許多事情不得不終止，包括外出用餐以及儘可能與朋友、孫輩相處，因為這些事情可能對瑞伊帶來很大的困擾。找到解決方法繼續自己熱愛的嗜好，對大衛的身心健康非常重要。他現在每週都會打網球、定期上健身房，讓孩子或支薪的照護者看護瑞伊。他決定若要在家繼續照護瑞伊，鋼琴、網球與健身房是三樣他絕不妥協的事情。

在提供照護協助時，為自己創造出時間，很可能是個很難設定的底線。雖然細碎的零星時間可以做很多事情，但我們還是應該努力創造出更多屬於自己的時間。女兒就學前，星期五固定是我們的母女時間，雷打不動。這是女兒和我共度的珍貴時光，我們會一起享受些亞瑟覺得過於困難而無法應對，或他根本毫無興趣的活動。她上學後，很遺憾地我們要和這個例行安排告別，但我決定要積極確保並捍衛那段時間，留給自己用。在我被更多的照護責任、生活安排、工作安排，以及家事吞噬之前，我會用半天的時間，把所有事情擺在一邊，專注地寫作。其實如果不放任自己這樣做，事情會輕鬆很多。身為單親母親、自由工作者與照護者，待辦事項永遠列不盡，也做不完。該如何讓自己長期地撐下去，我必須做出取捨。較整潔的屋子與院子、高度低一點的髒衣堆，以及更有規律的安排，是我決定不納入緊急事項清單上的事情。我必須為自己做些事情。

兩個孩子現在上不同的學校，好處是兩所學校的教師在職訓練日不在同一天。不論是哪個小傢伙的教師在職訓練日，我都會蹺班跟孩子度過一整天的親子日。艾格妮絲和我向來都是去亞瑟很不適應的電影院或博物館。亞瑟和我則是會去跳蹦蹦床或去室內的安全遊樂區，他在這些地方可以得到我全部的關注，而我也不需要一次顧慮兩個孩子。這是我能夠維繫的底線，主要還是因為我工作的彈性本質。身為單親媽媽，擁有和孩子一對一的親子時間，感覺像是終極奢華。不過當孩子的需求差異極大時，堅持這樣的底線，非常值得。

為自己創造出時間、好好休息、把自己的健康與幸福當成首要的工作，都很好，然而不論我們多麼勤奮，有時候這樣的要求就是無法滿足。首先，人類是社會動物，儘管照護角色有時候會讓我們變得孤立，但是我們與外界接觸的需求，就和飲食、呼吸一樣重要。我們不能只靠著自我照顧活下去，我們也需要他人的照顧。我們不僅要給自己時間去恢復精力、添補活力，更需要讓自己成為完整的人，超脫自己的照護者角色。擁有一種超越我們現在照護者角色以外的強烈使命感，也是一種在不勝負荷的環境中，記得我們自己是誰的方式。許多人覺得就是因為照護者這個角色，才啟發了他們訂下了自己從未想過的目的，關於這點，我會在後面的章節中提及。

擁有一張工具清單，以及固定的小憩與休息時間，可以讓我們的身心健康展現出不一樣的樣貌。然而每當兒子在夜深人靜時分痛苦掙扎的時候，我不可能告訴他我需要自己的時間。總有些時候，在父母、伴侶或孩子有緊急需求時，我們必須不計後果地全時間陪在他們身邊。總有些時候，在身邊沒有人可以接手時，我們必須不畏辛勞與壓力地提供全力的協助。總有些時候，不論我們休息得多好，幫助另一個人走過身體的疼痛或劇烈的情緒困擾，都讓人難過心碎。我曾雙膝跪地、曾因兒子的需求而覺得自己將被溺斃，也曾因前一天的情緒崩潰造成事情處理不當而自責不已，所以照理說，我**應該**可以應付一切。一直到我領悟到自我疼惜的概念，才真正理解為什麼僅依靠自我照顧**永遠**都不夠。晚上八小時的睡眠，不代表我們不會在提供另一個人的協助時，感覺到不勝負荷感、憤怒或心力交瘁。如果我們真的要接受自己的處境、包容這個處境中的一切，我們就必須學會在自己的付出遠超過自己負荷的那些時刻，疼惜自己。對我而言，這個課題一直是所有課程中，最困難的一個。

第七章

自我疼惜

SELF-COMPASSION

「當我們以尊敬和關懷對待他人時，通常會引出對方最好的一面。如果我們如此待己，也會得到相同的結果。」

——心理學家與作家瑞克・韓森

大概上午九、十點的時候，我們正從公園開車回家。我開得很慢，小心翼翼地穿過幾條後街小巷，強迫自己深呼吸，既不在意也無意停下不斷流淌的眼淚。坐在後座的亞瑟乖乖地不斷自言自語背誦著卡通《粉紅豬小妹》（*Peppa Pig*）裡的台詞。剛才在遊樂場，我其實可以感覺到他愈來愈焦躁的情緒。他不斷往周遭撒出去的沙子，一定已經從一小撮一小撮變成了一大把一大把。最後，一個正在學步的小女孩終於靠得太近，亞瑟出手，用力把她推得飛了出去。隨之而起的是尖叫聲與道歉聲。那個時候，亞瑟的煩躁已經到達了一個我必須把他帶走的程度。我一把抄起了他。要抄起現在已經十歲的他，要比他小時候難多了。之後，讓我們母子兩人都坐進車裡，又費了另一番力氣。我們鄰近一條交通繁忙的道路，如果我把他放下來，我知道他一定會盲目地衝到馬路上。他手腳大力揮舞，試圖掙脫，不過我已經經歷經過太多太多次相同的狀況了，所以很清楚，車裡可以讓他安靜下來、讓他感覺到安全。我全神貫注地想把他送進車子裡，漠視所有陌生人的注目。

扣上安全帶後，他的身體開始放鬆，呼吸也開始變得平緩。他在幾分鐘之內就安靜了下來，跟我要點心吃、要水喝。我笨手笨腳地翻弄包包，尋找永遠都有準備的應急點心。酥脆的食物可以讓他有飽足感，也可以讓他的神經系統平靜下來。剛才的拳打腳踢中，他打中了我的頭，讓我有些頭痛。我一邊開車一邊從後視鏡中看他。他回視著我說：「哈囉，媽咪。」臉上掛著淺淺的微笑。我把太陽眼鏡戴上，不希望他注意到我不受控的眼淚。我不想讓他以為我的沮喪是他的錯。我很清楚他剛才無法控制自己的行為。他從崩潰情緒中復原的能力一直讓我吃驚。我學會了在他掙扎的時候，全神貫注、讓他平靜，但是危機一旦解除，我整個人就會破成碎片。這些時刻，不論我怎麼關懷自己、不論經歷過什麼樣的崩潰、不論如何做到一夜的安眠，所有平常可以帶來幫助的事情，全部失效。有人提醒我，有時候事情就是很難處理。看到亞瑟的掙扎，我難過極了。要把他帶到安全地點，愈來愈困難。一想到未來等他比我高、比我壯，再碰到類似情況，我該怎麼處理時，恐懼感便灌滿全身。

自我批判

我從未在兒子崩潰掙扎時，感覺如此無力。通常我都能在事情完全失序之前，降低他的爆發程度，但有時候事情還是會超出掌控。看見自己深愛的人處於如此強烈的情緒混亂當中，有時候讓人無法忍受。但是我也知道，如果我可以為他保持冷靜，我就可以幫他度過這個階段，而且速度要比我也受到影響快得多。從理智上判斷，保持冷靜完全合理。但事實上，保持冷靜要花費的力氣，感覺像在移山。有時候，我們兩個最後會坐在地上互相擁抱，哭成一團。這種時候我內心的獨白，卻在嚴厲抨擊自己當下沒有做對的所有事情。我**應該**要保持冷靜。我**不應該**拉高聲音。我**不應該**把盤子留在桌子上。然後再刨根挖底地回溯當天所有可能做錯的事情，也就是亞瑟當天所有無法因應的事情。

身為照護者，我絕對不是唯一一個浮沉在難過情緒中的人。有些人可能覺得其他的家人都沒有善盡他們的本分而感到憤怒。有些人可能覺得大家的要求太多，或對自己放棄了工作或放棄了與其他家人、朋友相處的時間而感到忿忿難平。有些人因為其他人擁有自由與自己的時間而感到嫉妒、因為目睹自己無能為力的痛苦而感到無助，或因為照護的人再也不能像往日那樣溝通而感到寂寞。照顧過程中會有太多的矛盾、太多令人難過的情緒，以致於就算是自願擔任主要照護者的人，都無法避免這些會導致自我批判的情緒。

自我批判一點都不稀奇。每個人的內心都住著一個批判者。對大多數人來說，這個批判者只不過是個很容易在我們心中響起的聲音。必須回顧過去，並記起內心批判者大聲宣判我們必須聆聽的時候並不多。不論是工作、人際關係、體態、體力、智力，或為人父母對孩子的責任與照顧，當我們覺得自己可以做得更好、可以當個更好的人或父母、拿出更好的表現時，內心都會有一個既嚴厲又尖酸刻薄的聲音突然開始聒噪。不過我們內心還住著另外一個聲音。這個聲音有時候很沉默，跟我們也比較不熟。但這個聲音會提供鼓勵與教化。無論自己的直覺怎麼說，這個具鼓勵與教化作用的聲音，要比我們內心的批判者更能提供我們向前的動力。這就是疼惜的聲音。

何謂自我疼惜

克麗斯汀．內夫博士（Dr. Kristin Neff）是美國德州大學奧斯汀分校人類發展學系的副教授，她在針對自尊心的議題進行博士後研究時，瞭解了一些佛教的自我疼惜觀念。她的研究顯示自尊心存在著一些缺憾。自尊心通常都依靠高於平均值的需求來支撐，因此可能造成社會比較、偏見與自戀等行為。相反地，自我疼惜似乎不僅能夠提升自尊心，還可以提升本質上的自我價值。內夫博士在論文中寫道：自尊心機制的基礎是根據與其他人的比較來評估我們自己，而自我疼惜卻不是奠基於評估或評判：我們不需要覺得自己比其他人好，也能對自己感到滿意。當她發現自我疼惜的效果竟然沒有專門的學術研究時，她親自著手研究，並於二〇〇三年發表了首篇論文。現在關於這個題目所發表的論文，已有成千上萬篇了。內夫博士的研究愈深入，她愈覺得自我疼惜與幸福感之間明顯具有非常緊密的關聯。自我疼惜程度愈高的人，感覺到沮喪、壓力與焦慮的程度愈低。自我疼惜與較低程度的自我批判、較少的負面思想反芻，以及負面情緒過後較佳的反彈能力也有關聯。她還發現高度的自我疼惜與快樂感、樂觀心態、生活滿意度與動力也息息相關。不過，自我疼惜到底是什麼？

根據內夫博士在她最初的研究報告中所下的定義，自我疼惜具備三大要素。第一，正念，抑或意識到每一個時刻當下經驗的能力。這一點很重要，因為我們必須意識到自己的痛苦，才能用慈善之心進行轉化。這一點，可以簡單地藉由向自己承認我們當下真正的感覺這種方式做到。第二個要素是共同的人性。這是非常重要的認知，要瞭解苦難、難過的感覺以及出錯的事情，全都是我們身為人類所必經的過程。共同的人性是要我們記住，處在痛苦中的我們並不孤單，相反地，因為痛苦，我們與其他人產生了連結。當大家飽受折磨時，很容易就覺得自己是孤獨的，然而天底下其實沒有超脫普遍或人性的事情。第三大要素就是自我慈悲。儘管我們犯錯或失敗時，自我批判在感覺上是再自然不過的現象，但是我們也可以反向操作，選擇把自己當成最好的朋友一樣對待。抱持著溫暖與慈善的胸懷，給予支持與關心，而不是嚴厲的批判。

真正引起我興趣的，其實並不是內夫博士充滿合理性的研究，相反地，是她個人所處的環境，才讓我停下腳步，仔細關注她的研究。她的兒子羅文（Rowan）在二〇〇七年確診自閉症，而自我疼惜的練習，讓她熬過了那段日子。自我疼惜的練習幫助她消化所有的難過。她放任自己去感覺，不帶任何批判色彩。她對她兒子這個比世上任何人都更重要的人所產生的感覺，是恐懼、哀傷和深刻羞愧的加乘攻擊。她用疼惜的心態去面對每一種感覺，很快地就發現藉由這樣的練習，她可以擁有足夠的資源去達到自己的冀望，成為一個無條件愛著兒子的母親。因為自我疼惜，她能夠克服當眾崩潰的難堪，在陌生人不友善的目光下，繼續愛著羅文、陪在他的身邊，她可以面對完全外行的人對她教育孩子方式的批評，她也可以從錯誤中更快恢復，重新更專注在兒子所需要的協助上。自我疼惜讓她有能力成為她心目中的照護者。

閱讀到她的經驗時，我知道我得好好地試一試——看看是否能舒緩自己一些照護上的艱困，以及在兒子真的很難過的時候，減低一點我必須在當下變得更有用的深切渴望。

我值得自我疼惜嗎？

剛開始探索自我疼惜的觀念時，我遇到的第一道障礙是我值得嗎？當兒子在掙扎時，需要被疼惜的人是他，不是我。還有，崩潰後不再自我批判，意思是說自己就不太會去尋求保護亞瑟的更好預防措施了嗎？與內夫博士共同撰著完成了《正念的自我疼惜計畫》（*The Mindful Self-Compassion Program*）一書的克里斯・葛默博士（Dr. Chris Germer）表示：在真正習慣運用這個理念之前，我們需要先處理大家對於自我疼惜的許多迷思。他說西方文化對於自我疼惜有很深的疑慮，因為西方世界認為善待自己過於自我中心或自私。我們害怕對自己的好，會導致自憐心態，或在我們需要保持堅強的時候變得軟弱。最普遍的誤解，他說，就是大家擔心如果我們一直善待自己，那麼自己在失敗或犯錯時，就會失去想變得更好的動機。在害怕對自己更好的這條路上，我顯然並不孤單。

內夫博士發展出了一個自我疼惜量表，讓我們透過一系列刻意設計的問題，揭露我們自我疼惜的程度。這個量表最終得出的數字，可以讓回答量表問題的人知道自己是屬於低、中，還是高程度的自我疼惜範疇。許多研究顯示，自我疼惜並不會讓人自滿，反而會提升動機。研究發現，處於高度自我疼惜的人都堅持高標準，而且比較不會出現拖延這類具自我破壞性質的行為。這一類的人也比較不會有冒名頂替症候群（imposter syndrome）[1]的困擾，不會那麼懼怕失敗。高度自我疼惜的人在失敗時，再試一次的可能性較高。一個很有趣的研究發現，在他人協助下變得更加自我疼惜的人，比較容易對自己覺得遺憾或感覺不好的行為道歉。自我疼惜的人不但不會為了讓自己「好過」而輕易地放過自己，反而會強化自己的彈性與韌性，不為不好的行為找藉口，直接面對失敗。

至於善待自己會讓我們變得自私的想法，更是完全相反的指控。自我疼惜的人，在人際關係上會付出更多的關懷與助力。一個有能力善待自己的人，擁有更多的資源去協助他們的伴侶。這些人對於問題能有較宏觀的視野，花在不斷推敲上的時間也較少，這些特質都讓他們以自身利益出發的機會**更低**，而非更高。

尤其有項針對人類對失智的至愛至親關懷狀況的研究顯示，自我疼惜與照護者身心俱疲程度較低的情況息息相關。另外一個針對自閉症孩子父母所做的研究發現，自我疼惜程度高的父母，相較於自我疼惜程度低的父母，壓力較小、沮喪程度也較低。此外，大家還發現，利用自我疼惜程度去預測父母對孩子失能確診的適應力，要比透過孩子失能的嚴重程度去預測更準確。這也表示一個人與自己的關係，要比他們身為照護者所面對的挑戰嚴苛程度更重要。

一個隨興的自我疼惜練習

我向自己承諾，下次兒子再經歷掙扎時，我一定要試試自我疼惜。機會並沒有讓我等太久，就等來了那天的清晨兩點。那天，疲憊不堪加上工作壓力，我的頭痛了一

1 冒名頂替症候群（imposter syndrome）又稱為騙子症候群（fraud syndrome），是一九七八年由心理學家寶琳·克蘭斯（Pauline R. Clance）與因蘇珊·埃姆斯（Suzanne A. Imes）所提出的名詞，指的是成功人士心裡的一種不安全感。有冒名頂替症候群現象的人，即使自己非常優秀，表現也非常優異，也總會覺得自己配不上那麼優異的表現，認為自己是個不配成功的騙子。

天，對於疲憊感已經厭惡並憎恨透頂的我，脾氣比平常更暴躁，和亞瑟說話也比平常敷衍。這時，經常出現的自我批判又橫插一腿，告訴我我是個多糟糕的母親、他對自己睡不著覺也無能為力、我必須工作不是他的錯、我不該對他這麼急躁等等。不過這次我記住了要試試其他方式的承諾，於是停下了手邊所有的事情，試著進行葛默博士所描述的自我疼惜休息，這是他推薦我們在陷入掙扎處境時的一種隨興練習。

第一步是注意自己的感覺。我開始安靜地一一點出當下的所有感覺，同時，亞瑟就坐在我身邊吃著他非常早的早餐。我快累死了。我擔心工作無法完成。我害怕睡眠不足會帶來健康問題。我擔心自己會生病，如果生病了，怎麼照顧亞瑟？我擔心亞瑟會以為我的糟糕情緒是他的錯。僅是指出這些感覺就是件非常有趣的事。一個一個的感覺就這樣在腦子裡冒出，一個感覺導引出另一個感覺。哇，我這麼想，我真的擔心好多事情啊。

第二步是記住我們共同的人性，記住我不是唯一一個有這種感覺的人。我想像有個朋友正在對我訴說這些令人擔心的事。這些問題似乎不是什麼不值一提的小事，大家也都可以理解這些問題。一天始於凌晨兩點，對很多人來說真的很不容易。

最後的第三步，是善待自己一點。好難啊，我發現自己在腦子裡這麼說。更加善待亞瑟**和**我自己，很難。不過，我覺得很難做到這一點，並不代表我是個糟糕的母親。覺得這件事很難做到沒關係。我們都盡了自己最大的能力。我就這麼坐在那兒，花了幾分鐘想這些事情，然後把亞瑟抱入懷中。憤怒的感覺少了一些。因為那些醜惡感覺的出現而引發的內疚感也消褪了一點。我依然疲憊不堪，但我對自己的疲憊已不再那麼焦躁。亞瑟帶著微笑對我說：「哈囉，媽咪！早安！」他慣常的大音量與雀躍音調，在夜晚的這個時間，似乎變得更大聲、更雀躍。我也笑了，然後嘆了口氣，「我想應該算是早上了吧。」我這麼說。

隨著試圖更加善待自己的努力，我注意到了一些有趣的事情。我不再那麼經常地生氣、沮喪或煩躁了，就算依然有這樣的情緒，我陷入其中的時間也變短了。當我無法用自己覺得亞瑟應該得到的方式回應他的需求時，我依然會感到內疚，但不知道怎麼回事，這些內疚的感覺不會再像以前那樣總是幻化成羞愧。我無法以我希望的方式回應時，我還是會很難過，但我不再對自己說因為我這麼做，所以是個很糟糕的母親了。我恢復得更快，而且如果我覺得我對他的耐性不如以往，我也更樂於道歉。當我以慈善回應那些令我難過的感覺時，我感到一種熟悉的輕鬆。好友傾聽自己的擔憂時，就是這樣的輕鬆感，不同的是即使我在清晨四點單獨與亞瑟待在一起，我也可以給予自己這樣的慈善對待，不必苦苦再等上好幾個小時才看到熟悉的面容。自我疼惜並不能抹去我在目睹亞瑟掙扎時所感覺到的痛苦，也無法消除疲憊的感覺，但似乎能在我以前拚了命地尋找安撫之時，為我帶來安撫。我終於領悟到，這麼多年來，我從來沒有想過在協助他人走過他們情感上的煎熬時，也可以允許自己擁有屬於我的感覺。

青少年時，當母親的病況開始惡化，我學會了在她面前隱藏情緒。我很清楚我的感覺會讓她更難過。母親早就被她自己的沮喪緊緊裹住，沒有空間可以容納我出現的感覺。如果我再釋出自己的感覺，母親的沮喪必然氾濫成災。母親曾因我的情緒而完全無法控制病情，最後住院治療。現在以成年人的角度回顧過去那段時間，我清楚看到我們母女當時的處境根本無解，也無法持續。她病重得無法讓我依靠，並不是她的錯。我當時還太小，平常沒人看管與照顧，也無法幫助母親走過抑鬱。這是許多年紀小的照護者所面臨的問題。在自己都還亟需他人看顧的時候，就必須照顧他人。關於自我疼惜的資料，讀愈多，瞭解也就愈深刻，儘管自我疼惜的練習才剛起步，但這樣的觀念以及看待自己的方式，我卻在以前就運用過了，只不過當時並不知道該用什麼詞彙來描述。

當情況變得實在太棘手時

在我十四歲時，家中所有的事情都變得非常棘手。那年母親病況不穩，多次進出神經科病房。住在家裡的人只有我、小哥皮普和母親，支薪照護人員一週來家裡兩次幫忙母親，一次幾個小時。曾經擔任心理健康科護士的莫琳（Maureen）會過來幫忙處理家務，她是母親可以倚賴的對象。莫琳是個非常溫暖而且實事求是的人，她會把做好的砂鍋菜放在冰箱裡，讓我們自己熱來吃，還會告訴我們兄妹，我們並不孤單。

有天學校晚放學，我在火車站等母親。我非常生氣，因為母親又忘了來接我，她明明答應會來的。不論她讓我失望多少次，只要她向我承諾會在哪裡等我，我仍會情不自禁地希望她能做到。我在公共電話亭裡打電話回家，但沒有人接聽。

我一次又一次地打，最後莫琳終於接起了電話。她告訴我她會親自來接我，但我也要往回走，兩人在路上碰面。掛上電話後，我比打電話前更火大。火車站離家有好幾哩，而莫琳也不願意告訴我母親爽約的原因。大概走了二十分鐘後，開著母親車子的莫琳靠邊停了下來，讓我上車。她平鋪直敘、不帶任何感情地告訴我，她下午到我家時，發現母親試圖自殺，而我打電話回去的時候，救護車還沒有離開。她刻意讓我走一段路，是為了拖延我的時間，因為她不希望我看到母親現在的樣子。

那一年，在這件事情之後，我在每天早上起床與下午放學回家後，都會偷偷溜進母親依然躺臥在床的房間裡，看看她是否還在呼吸。後來我太過習慣這麼做，所以完全不覺得這種行為有什麼奇怪。有些日子，我一回家就覺得怪怪的。譬如通往院子的落地窗大開，或車子不見了。這種時候，我就會開始到處大叫著找人，心跳加速，努力不讓自己慌張。等我找到她在床上呼呼大睡，或喝醉了在院子裡閒晃時，我才會把屏住的氣緩緩吐出。每天我都以為自己會發現她已死亡。每天發現她還活著時，我都會出現如釋重負的感覺。可是這樣放鬆的感覺總是無法持久。壓力就這麼慢慢累積，直到我下次放學後，又在屋子裡像隻不敢呼吸的無頭蒼蠅。我深深地覺得這樣的情況不能再繼續，但同時，我完全不知道這樣的情況該如何結束。

聖誕假期間，父親帶我們全家去雪梨度假，我當時甚至完全沒有意識到自己一直在尋找這件事的解決方法，但腦子裡卻突然出現了一個解答。我們在已經有一段時間沒有聯絡的遠房表親家住了幾天，有一位表哥不在家，他還住在學校裡。他的寄宿學校跟以前我們住在農場時，我哥哥就讀的寄宿學校不一樣。他就讀的那所寄宿學校，一個學期只有一個週末會讓學生回家，而不是每週五。我不曉得澳洲有這樣的學校存在。和母親回到墨爾本的家，等事情又回復到令人備感煎熬的常規後，我突然想到，也許我可以換一個做法來處理現況。哥哥每週都回家的寄宿學校並沒有讓我特別動心。若是能真的離開家，真的徹底離開家的想法卻突然感覺很不錯。有天晚上當父親來接我去吃晚飯時，我詢問他的意見。他看起來大大地鬆了一口氣，並立刻說好。很久之後我才認知到，自己當時其實丟給了他一個他根本無能為力的事情。就我們當時的處境，任何人都不會真的知道該怎麼幫我們。與父親同住從來都不在選項之內，因為他出差的頻率太高，大部分時間都在國外。不過如果我自願離家去住學校，他會支付所有費用。即使是在那個時候，我也很清楚，父親可以像這樣負擔我離家住宿的費用，我實在是得天獨厚。但是我也知道我們要付出的代價應該遠比想像得要高。

這個決定讓母親震怒。她知道這件事的那天，盯著我的眼睛對我說：如果她死了，就是我的錯。她說我拋棄了她。我哭個不停，哀求她理解這一切對我有多困難，但我的哀求只讓事情變得更糟。她咆哮地說我自私、不知感恩，用我知道的所有惡毒字眼指責我。那時離開學還有兩個多星期，學校通知父親，如果我想去，他們有一個空缺。但是母親卻要我當天立刻打包離開。驚慌失措、不知該怎麼辦的我打了電話給珍妮阿姨（Janine），沒多久兩位阿姨都來了，大表姊也來了。在最初的安撫努力後，珍妮阿姨到我房間來看我。我以為她是來要我改變決定的。我以為她們會因為太擔心我母親，而不計一切地想幫助她。但是相反地，她平靜地看著我，雙手握著我的雙臂，對我說，「我知道這件事一定讓你非常為難，不過你做的是對的。」這是我第一次意識到肩上擔子的重量。曾經無數次，我陪在母親身邊、握著她的手，但我的身邊卻始終沒有人握住我的手。母親的船已沉，她把我當成了救生筏緊抓不放，她不是有意的，但她確實在拉著我一起向下沉。不知道怎麼回事，但直覺告訴我，我快要溺斃了，該是時候自救了。當父親與阿姨挺身而出護衛我時，我好像有生以來第一次有能力把事情看清楚。我看到了不論怎麼做，我都救不了母親。不論她是否活著、不論她復原與否，我都無力掌控。不論多少次坐在她身邊或檢查她是否在呼吸，我都無法改變她的處境。但是我可以救自己。

過了一個星期，母親慢慢平靜了下來，但是她依然在生我的氣，我們幾乎不說話。拿到了新制服、行李也全打包好了之後，我離開了，不知道自己會不會成為壓倒母親的最後一根稻草。在學校試著安定下來的最初幾週，我交了新朋友、熟悉了學校的環境，每天都在等著母親去世的通知電話。那通電話一直沒有打來，我開始放鬆了一點。那是我第一次完全清楚地意識到，我在過去兩年為自己做了多少事。在學校裡，每天做好的三餐都是熱的，還有人檢查我是否每頓都好好地吃飯。我被迫參加已經多年沒有接觸過的體育與課後活動。有人確認我是否乖乖上課，而且周遭都是朋友，每天從早到晚都是這樣。我徹底理解到開始照顧母親後，自己變得多麼孤立，而這樣的理解重重地打擊了我。在很多朋友因為在寄宿學校唸書而唉聲嘆氣時，我卻在這個環境中茁壯。我已經好久好久沒有體會過被人好好照顧的感覺了。

第一學期結束後回家的那一天，母親的心情很好。我們母女倆坐在廚房的料理台邊，一邊吃著她特別為我下廚烹飪的食物，一面聊天，就這樣過了好幾個小時。我告訴她所有沒在電話中說過的新生活大小事。我的朋友、課程，還有寄宿學校的怪異慣例。那天晚上結束上床睡覺時，母親抱住了我，對我說我做了正確的事情。她說她已經很久沒有看到我這個樣子了，這麼開心、這麼像以前的我，她幾乎不記得我以前的樣子了。她告訴我，她為我的離開感到驕傲。我聽到這些話非常開心，但是我也知道要對母親的這些話抱持保留態度，因為她下次再喝醉對我大聲吼叫時，必然又會老調重談地把問題歸咎於我的離開，然後這樣的爭論會持續許多年。母親會在每個學期的返校前一晚，刻意挑起口角，準確地一如發條設定。只不過我清楚知道，如果母親心智正常、如果她清醒體貼，她就必然會為我以自己為優先的選擇開心。

我繼續等著那通宣告不幸消息的電話，師長要求私下談話時，我也依然顯得神經緊張，但整體來說，學校給我的支持，多得令我難以置信。我並不清楚舍監老師對我家庭生活的細節有多少的瞭解，但在學校的那些年，她就像是一方磐石。我依然在遠距離透過電話協助著母親，但現在和她說話時，一切都在我的掌控中。我依然在放假時陪著她，就像以前一樣在她床邊給予她需要的協助。小哥皮普以前恨透了寄宿學校的想法，所以他一直待在家裡。不過他對我離家上學的事情似乎並沒有什麼不滿。遺憾的是並非所有人都可以理解我的決定。第一學期結束回家後，有位以前學校的朋友問候母親，當她聽到我回答母親的情況不太好時，她注視著我說：「想也知道，不然你以為會是什麼樣子。你又不在她身邊。」儘管當下我感到深深的羞愧，但那一刻我還有了其他的感覺。雖然只過了一個學期，但我知道自己的選擇沒有錯。以前待在家裡，唯一的前進方向就是油盡燈枯。如果我選擇留下，我不知道高中畢業時，自己的心理狀態能不能維持健康、成績夠不夠上大學。離家這件事救了我，而且雖然只經過了短短的一學期，我也很清楚。

回顧當時將滿十五歲的我為自己所做出的那個決定，我知道那是自己生平出於自我疼惜的第一次刻意作為。那天之後我為了自己而做的所有決定，都比不上第一次將自己的需求置於母親前的決定困難。我現在知道，如果當時沒有善待自己，那麼我永遠也無法從母親的主要照護者角色中退後一步。若不是因為自我疼惜，我就不可能相信自己值得擁有一個機會，可以在母親經歷嚴重的精神疾病期間，不需要背負照顧母親與我自己的責任，完成高中學業。

溫柔與強硬

雖然在失敗時善待自己的這種**溫柔式**自我疼惜練習，對於身為母親的我來說還很新奇，但我知道強硬式的自我疼惜，自己已有多年的練習經驗。根據內夫博士的描述，自我疼惜由陰陽兩個構面組成。自我疼惜柔軟的陰面是寬慰、撫慰，以及肯定我們自己。自我疼惜強硬的陽面則表現在保護、供給以及激勵的行為上。我們需要自我疼惜來設定嚴格底線、捍衛自己以及自己所照護的人。這是自我疼惜缺一不可的兩個構面。

當照護者在社會福利評估、醫療機構約診或其他社區活動中，需要挺身為自己以及至愛至親捍衛或爭取某些資源或權利時、當他們說「我真的受夠了」、當他們要求更多協助、當他們不得不上法庭才能爭取所需的資源時，他們早已非常習慣被迫運用自我疼惜的強硬一面。自我疼惜的強硬一面凸顯於當我們堅持自己需求的重要性，不亞於自己的伴侶、父母或孩子時。就算我們的需求可能不如他們那麼迫切，但重要性是相等的。

簡單的呼吸練習

善用溫柔的自我疼惜，對我來說並不容易，但我一直在持續練習。現在，當我們努力想熬過特別艱難的一天時、當所有方法都無效時，我就會求助於平靜呼吸法。根據內夫博士的描述，這是她在自己兒子崩潰時所使用的方法。有時候，在協助他人的過程中，我們感到特別難過，那時唯一能做的只有呼吸。我會深深地吸進一口氣，並給自己一些憐惜、對自己說些溫柔的話。當我把氣呼出去時，我付出憐惜與溫柔的對象換成了兒子。就這樣深深呼吸幾次，吸入的疼惜給自己、呼出的疼惜給兒子，直到自己的身心都變得比較平靜。

如果我們不習慣憐惜自己，那麼就不一定能輕易喚起疼惜的感覺。內夫博士建議大家在心裡想著一位會讓我們產生溫暖與融洽感覺的好友面容。同時自問：如果這位朋友處於自己當前的處境之中，你會怎麼對待他？一開始是不知所措。在我兒子承受如此折磨的時候，我這麼想，我幹嘛要為自己吸氣？因為我也很不好受，我一面提醒著自己，一面持續地深深吸氣吐氣。疼惜沒有上限。為自己吸氣不會對亞瑟造成任何損失。一如許多研究顯示，自我疼惜會孕育出疼惜他人的心。我給自己的疼惜愈多，給予亞瑟的憐惜必然更多。疼惜是全面的。不論是不支薪的照護者還是支薪的照護者（如護士、醫生或救護員），內夫博士都建議在外在事物變得極具挑戰，而自己又無法休息時，一些可以運用的隨興練習都是很不錯的調適。她稱這些方法為「在職」練習。

支持的撫觸法

除了前述自我疼惜的休息與呼吸法外，另外一種方式是支持的撫觸。這是當我們處於壓力情況下，利用撫觸行為來啟動副交感神經系統，讓自己冷靜下來的方法。這個方法就和其他人給我們類似擁抱之類的撫觸一樣。令人稱奇的是，我們的身體無法分辨這兩種撫觸的差異。我們可以在真正難過的時刻自己做到這一點，實在讓人感到欣慰。有些人覺得這種方式讓他們感到很奇怪、很彆扭，但只要稍加練習，大家就會覺得這樣做其實和別人在難過時，我們把手放在他們肩頭輕輕撫摸一樣地自然。

一開始，先做幾次深呼吸，然後把手放在自己身體的不同部位，看看哪裡最讓自己覺得安心。有些人發現把手放在心口上效果最好。另外一些人則是喜歡把手放在臉頰上、把一隻手扣在另外一隻手上後放在膝蓋上，或是雙手交疊後，輕輕地抱一下自己。內夫博士的網站以及她和葛默博士的書上，還有許多免費方法與練習可以參考。2

自我疼惜的矛盾

當我和葛默博士談論有關自我疼惜的休息，以及我如何覺得這種方法的效果很好時，他親切地微笑，然後提醒我：整個概念的重點並不在於休息應該「有效果」。他解釋如果我們陷入了自我疼惜可以替我們「解決」問題的迷思當中，結果就是挫折與冀望幻滅。自我疼惜的矛盾點，在於我們實踐自我疼惜的目的並不是為了解決問題。自我疼惜無法解決任何問題，因為它並不是個解決問題的方法。但是如果我們因為自己是人類、因為我們現在正處於辛苦的處境中，而以憐惜的態度善待自己，那麼自我疼惜就會以減輕我們辛苦的形式給予回報。

這是個相當狡詐的概念，而我的腦子有點無法消化，於是葛默博士用了一個非常棒的比喻來幫助我瞭解。他讓我想像自己的孩子得了一種為期五天的流感。鄰里很多孩子都感冒了，你知道問題不嚴重，孩子五天後就會痊癒。於是你安撫孩子、抱著他

2 作者注：克麗斯汀・內夫博士的網站 www.self-compassion.org 中有免費的自我疼惜練習資訊可供參考。

們、給他們一些會讓他們感覺舒服一點的食物與飲品。你還可能唸書給他們聽、對他們說些安慰的話。你之所以做這些事情，不是因為你覺得這樣做可以讓感冒立即痊癒。根據所有得過這種感冒的孩子狀況，你很清楚不論你對子做什麼，這種感冒若要痊癒，就是需要大概五天的時間。你對孩子的關心與愛護，是因為孩子值得你在他們不舒服的時候這麼做。

善待自己也是一樣的道理。身為人類，辛苦與煎熬是不可避免的過程。我們可以假裝自己一點都不辛苦，但事實上，作為人類，就必定會碰到不如意的事情，也一定會經歷痛苦與失敗，那些我們所愛的人也一樣。葛默博士說：光是這一點，就足以讓我們善待自己了。

接受艱難的處境

接受人生有時會遇到令人極其不安、痛苦與難過的情況，似乎是在艱困處境中得到一些舒緩效用的關鍵因素。偶爾，我的某一天會過得特別不順，不見得都和兒子辛苦的狀況有關，也許是因為要在各種會議中爭取兒子的需求資源與權利，但感覺好像腦袋撞上了一堵用搏節緊縮所築起的磚牆一樣，所有的事情都混在一起，亂成了一團，我於是試著想在一瞬間終止所有正在進行的事情。我用一點時間深呼吸，並自問：我想從自己的生活中得到什麼？我只是想過一個輕鬆的生活嗎？當我把思緒整理成這樣的問題時，我會記起自己從未申請個輕鬆的生活。我選擇的是一個具有冒險性的生活。如果想要輕鬆的生活，我會待在自已出生的城市，有份安穩又靠得住的工作，而且絕對不會生孩子。即使是將近十一年前驗孕棒上出現那幾條細線的當時，我也知道自己將面對可能的痛苦。每一個當父母的人都必須接受這樣的生活，一如每個愛著另外一個人的人，都必須接受只要有愛，就可能有失落與痛苦一樣。這其實並不是我一直願意接受的事情。我們必須為了基本的福利而抗爭，許多其他人覺得輕而易舉的事情，我兒子卻必須吃盡苦頭，有時候真的會覺得很不公平。

大家通常把不接受事情的原貌稱為抗拒，而抗拒會增加我們的痛苦。根據內夫博士的描述，抗拒是一種時時刻刻都認為情況不應該是如此的強烈信念。然而接受現況，與被動接受一個正在損害失能者生活、損害那些照護失能者之人生活的政府，或者以為自己無法找到更有創意的方法解決我兒子某些困境的情況，完全不同。接受現況代表不會在生活常態的痛苦層面上，再額外加上一層折磨。這就是正念練習似乎特別有幫助之處。我們若可以不帶任何批判心態地辨識出自己的感覺，就可以開始釋放它們。研究顯示當我們努力壓抑自己不喜歡或覺得太過棘手的感覺與思想時，它們就會變得更強烈。然而我們若在這樣的情況中運用正念，開始接受這些感覺，並加上憐惜的心態，那麼我們就可以得到一些舒緩。就像內夫博士所寫的：「正念問的問題是

『我在當下所經歷的是什麼？』，而自我疼惜問的問題是『我在當下**需要**的是什麼？』」當下，我能為自己做的最慈善事情是什麼？

在難過的時刻問自己：「當下，我能為自己做的最慈善事情是什麼？」是我慢慢養成的習慣。有時候答案是早早就寢，有時候是向朋友訴訴苦、出去慢跑，或者偷懶不去慢跑，繼續睡覺。答案並非總是輕易出現，也不見得與我想要的東西相同，卻總是對自己**最慈善**的。只要善待自己，我就可以找到精力，將亞瑟代言人的角色扮演得更好，甚至在很難熬的日子裡，發掘出更多的耐心。從現在的角度回顧十四歲離家上學的決定，我知道那是對自己的一種慈善作為，但當時怎麼知道要為自己做這樣的事情，至今我依然無法參透。就像爭取社會福利的喘息時間，來幫助自己熬過長長的暑假一樣，許多照護者都會面對把自己的需要擺在第一順位，並要求一些協助的時刻。

什麼時候需要協助、需要多少協助，因為每個人的情況都不同，所以沒有標準答案。對某些人而言，把自己的需求擺第一可能是做出非常困難的決定，譬如不再擔任主要照護者，而是為父母或伴侶找一家更能夠配合他們二十四小時需求的合適養護中心。或許是不顧自己照護的至愛至親意願，大幅增加支薪照護者來家裡幫忙的時數。有時候照護者可以對自己做的最慈善事情，其實只是退後一步，開口求助。只要是源於自我疼惜出發點的方法，我們或許都可以奮力爭取需要的東西，不至於讓自己走到油盡燈枯，再也無法給予我們一直照護的人更多的地步。

寫這本書時，距離我開始增進自我疼惜練習的技能已過了大概一年半。有時候我覺得自己還有好長的路要走。但寫到這一章時，我很好奇自己究竟有了多少進步？於是我重新做了一次自我疼惜測驗（網路提供免費測驗）[3]，對比一年半前做完就被摺起來塞進筆記簿裡的紙本測驗結果。在這段時間內，我的成績從中等已經進步到了高等。我重新審視每一題的答案，讓自己清楚看到明顯進步的領域，我進步特別快的兩個部分，分別是自我批判以及從難過時刻恢復正常的時間。但在這段期間，我其實並沒有做出什麼戲劇化的改變。只不過在特別難過時，我都會努力完成整個自我疼惜的三大步驟：注意自己的感覺、找到共同的人性，以及善待自己。

有時候執行自我疼惜要比聽起來難多了。但是這套簡單的工具卻讓我從難過時刻恢復到正常的過程中，創造了截然不同的效果。這套工具的意義在於難過的時刻不會拖拉成難過的一天，而難過的一天也不會蔓延成難過的一週。難過、痛苦的一刻，就只會是難過、痛苦的一刻。

3 作者注：www.self-compassion.org

第八章

社群

COMMUNITY

「不打不成知己。」

——席薇亞・普拉絲（Sylvia Plath）[1]

母親來電時，我在好友瑪莉莎的家裡。

瑪莉莎住在我們大學附近一個沒有改裝的倉庫裡，偌大的地方，有很多空間可以容納其他人，而我只要家裡的壓力過大，需要喘口氣時，就會過來。從電話裡傳來的聲音就可以判定母親這時的狀況有多糟。我問瑪莉莎可不可以在去上週三晚上例行的舞蹈課途中，順道去我家看一下。瑪莉莎和母親也很熟。這間空間很大的涼爽倉庫有個缺點，那就是冷到可以凍死人。那年冬天，我們多次拔營回到母親的住所，佔佔中央空調暖氣以及冰箱裡豐盛食物的便宜。瑪莉莎會在廚房的料理台上和母親分享香菸，或一起喝著黑咖啡。身為心理醫生與家醫科醫生的掌上明珠，瑪莉莎一點都不懼怕母親坦率的言論，事實上，她還相當享受這樣的對話。當我們開著車接近家的時候，我突然感覺到了一種許久沒有出現的恐懼。我並不是十分清楚這兩年母親的病況

1 席薇亞・普拉絲（Sylvia Plath）：一九三二—一九六三，美國著名詩人、小說家與短篇故事作家，被稱為自白詩派（confessional poetry）的先驅。《巨神像》（*The Colossus and Other Poems*）和《精靈》（*Ariel*）是她最著名的兩本詩集。普拉絲成年後至去世，一直都是憂鬱症患者，一九六三年自殺身亡。一九八二年獲頒普立茲詩歌獎，為第一位去世後獲此殊榮的詩人。

是否有所改善，也不知道自己是不是因為過於習慣了母親憂鬱、酗酒的循環週期，以致這些問題其實已經不太能夠讓我憂心了。已經成年了的我，有車子，也有擁有自己獨立住處的朋友，我可以隨時視需要離家。母親和我的關係因為這樣的情況也有了重大改善。但是她剛才在電話中的語氣讓我非常不安。放學回家可能看到她昏迷不醒的記憶，又開始在腦中盤旋。

我們到家後，發現母親坐在樓梯最高的那一階，正對著前門。她一邊哭一邊說著含糊不清的話，手還不停地擺弄著腿上的什麼東西。我讓瑪莉莎去煮些咖啡，同時尋找電話在哪裡。我走上階梯，也坐了下來。母親手裡握著的，是她養的小狗咪咪的遛狗繩繩頭。那是一種老式的遛狗繩，有一條鍊子可以讓遛狗人在用力拉扯的時候收緊。我輕輕鬆開繞在她脖子上的狗鍊，把鍊子從她頭上取下來。母親望著我，一邊哭一邊說：「我需要去診所。」我知道她的意思。她需要有人在晚上看著她，但她不想把這個責任推到我身上。我對她說我會安排，然後帶她下樓。我們找到了她的心理醫生電話，我撥了電話過去。這位醫生已經接過太多次這樣的電話，她說她要看看有沒有床位，會立刻回電。幾分鐘後，她來電告知母親通常會住一晚的私人診所，目前沒有空床位，但她在公共醫院找到了一個空床位。如果事態緊急，她說，她要我盡快帶母親過去住院。我問母親的意見。她並不滿意這樣的安排，但同意去醫院。於是我去幫她整理住院的行李，由瑪莉莎陪著她。

等我們抵達位於內城的醫院時，我被眼前的景象嚇到了。母親在生病前好幾年就購買了個人健康保險，那實在是極具先見之明的睿智決定，因此我雖然她在生病後目睹過許多狀況，也幫助她熬過了很多難過的時候，但基本上我還是受到了相當大程度的庇護。在私人診所裡，我見識到了許多人的各種極端沮喪與憂鬱狀況，包括有些與我同齡的女孩，但我從來沒有面對過非自願住院的病人，也沒有接觸過封閉病房。那天母親選擇自行走入醫院，但醫院裡的很多病人不是這樣。這個地方讓人感覺回到了維多利亞時代，有著屬於那個時代的瓷磚與堅硬的地面。我聽得到禁閉病房裡傳來的尖叫，從病房內的窗口中，我看到眼神空洞的男男女女，他們不是盯著電視，就是瞪著牆壁。把處於當時那種狀態的母親，交給醫院裡根本不認識她的工作人員，是我這輩子做過最讓自己恐懼的事情之一。母親看起來嚇壞了。我試著安慰她：只是一個晚上而已，明天你就會轉院了。她點點頭，看起來更像是我的孩子，而不是我的母親。不過母親知道那天晚上她不能待在家裡。她知道這是對她最好的安排。醫院的工作人員一再要我放心，然後送我們離開。瑪莉莎和我回到了停在樓下的車子裡，沉默了好一會兒。「我想今天晚上我大概無法跳舞了。」我這麼對她說。於是我們開車回到了倉庫，開了一瓶紅酒，擠坐在倉庫裡唯一的熱源——一台老式烤箱——旁邊。兩人一面吃著玉米片，一面聊天，就這麼過了好幾個小時。我想在那幾個小時裡，我們完全沒有提到當天下午發生的事情。

和瑪莉莎在大學相識前，我有很多朋友，時至今日，有些朋友跟我還是很親。但我在年紀較小的時候，幾乎把家裡的事情全藏在心裡，沒有告訴過任何人。我的朋友們可能知道我家是怎麼回事，但我不記得自己曾想過要向任何人訴說家裡的狀況。對年輕的照護者來說，這是個特別嚴重的問題，因為根據報告，有百分之八十九的年輕照護者都感到寂寞與孤立。我有兩個哥哥，僅是知道他們在我身邊，對我而言就已經意義重大了，不過我們並沒有經常談論與母親相處的經驗。大一一開學，瑪莉莎和我就在攝影課上認識了，而且很快變成閨密，過程幾乎有點像在戀愛。沒多久我們就發現各自的家庭都有些屬於自己的不同創傷，或許那正是我們之所以輕易成為好友的原因。看到她以務實的態度與同理心對待母親時好時壞的狀況，讓我大大地鬆了一口氣。她一點都不怕母親抽菸喝酒時脫口而出的那些毫無掩飾的交談內容。然而她也絕不容忍母親的任何胡言亂語，當她覺得母親對我不公或給我太重負擔時，她會立刻跳出來為我辯護。可能因為我的年紀以及逃避的能力漸長，因此大學四年間，我與母親同住的感覺輕鬆多了。不過或許也是因為我有了瑪莉莎這個朋友，一切才變得如此不一樣。

我們天生就不是孤獨的物種

人類進化後，以小族群的型態生活。或許我們會覺得現代世界的生活方式才是正常的，但事實上，小族群的生活型態佔據了人類大多數的歷史。孤立在只有直系親屬的屋子裡、遠距離通勤上班、長時間在家以外的地方工作等等這些現代生活中的狀況，其實並不符合造物主對於人類原始的設計構想。也許在某一段時間內，我們可以執著於個人主義，並把個人主義與驕傲、自由與自主畫上等號，然而我們終究需要相互依存。我們天生就不是孤獨的物種。可是我們許多人都是孤獨的人。瞭解健全主義是如何沾染我們看待失能者的觀點、學習如何得到充足的睡眠、知道接受與自我疼惜，都是很好的事情，但是我們不能逃脫人類絕對無法孤獨生活的事實。造物者設計的人類，也不應該孤獨生活。

初入照護者行列的人，要找到連結的關係並不見得容易，而且在尋求正確協助的途中，還可能遭遇許多障礙。娜塔麗・李（Natalie Lee）的女兒有視覺障礙，而且因為一種罕見的基因疾病，她在將來必然會失去所有視力。娜塔麗告訴我，她面臨的問題中，有些問題在於她女兒根本對其他的事情提不起興趣。娜塔麗說她的女兒依然對自己的視障身分感到尷尬，因此她非常強烈地覺得不想跟其他處境相同的孩子在一起。

這對許多家庭來說，是很普遍的狀況，只要生病或失能家人還沒有準備接受或敞開心胸面對事實，就會出現這樣的問題。有些人在面對改變一生的診斷結果時，可能需要很長一段時間的消化，之後還可能需要一段更長的悲傷期，才能真正放開過去，重新建立起自己的身分。娜塔麗希望給女兒很多空間，讓她自己去決定是否準備好要和其他有類似失能狀況的孩子玩在一起，是大家都可以理解的決定。這也表示娜塔麗和她的丈夫還沒有真正與其他處於類似狀況的父母有所聯繫。他們找了一位諮詢顧問，一起討論他們的煩惱與恐懼。

分享生活經驗

找到一個與自己情況相似的照護者群體，最大的好處，是他們理解以及不帶任何批判的態度。亞瑟確診時，我有許多朋友，但我們母子所經歷的生活，與這些朋友的經歷差異實在太大，對他們來說也太過陌生，以致我覺得如果自己不鉅細靡遺、長篇大論地向他們解釋清楚，我們根本很難談下去。或者，我需要不斷地向他們保證與重申「我很好，真的，我真的很好」，因為他們臉上的恐懼、憐憫或悲哀，對我這個還必須處理自己情緒的人，實在是無力應付。其他的父母照護者也告訴我，他們的朋友是如何因為不知道該說些什麼，或覺得他們甚至不能抱怨家裡的事情而退縮，因為相較之下，他們家裡的事情看起來是如此地微不足道。參加社交聚會後，我常常會感覺更孤立、更孤獨地被困在自己的麻煩中，因為我能夠提供的生活經驗與其他人的體驗沒有任何相似之處。

這類互動之所以讓我們產生糟糕的感覺，有部分要歸因於其他人不真實的感覺。就算我們勇敢地掏心掏肺，將家裡實際發生的狀況如實吐露，對方眼中的茫然也會立刻把我們送回自己的黑洞中。那樣的眼神提醒著我們，我們其實正如自己想像的一樣孤立。於是我們都沉默不語。但是當我們發現與我們有相同經歷的其他人時，態度會出現全然的轉變。

大概在亞瑟快滿四歲的時候，我發現我們當地的自閉症父母互助團要舉辦一場聖誕聚會，主辦人是互助團體成員之一。我鼓起所有的勇氣獨自赴會。十五分鐘後，我走到社區另外一頭的一棟大房子前。有人熱情地把我迎了進去，遞給我一杯飲料，然後立即把我拉進了他們的談話陣容中。幾個小時後離開聚會時，我覺得找到了自己的同類，而我已經很長很長一段時間沒有過這樣的感覺了。每當有人提及家裡發生的某件美妙或荒謬事情時，全部的人就高聲大笑。我們從未想過可以擁有這樣的談話氣氛，也從未想過這樣的事情，竟然可以讓人引以為傲。接下來的幾年，我們這個團體盡量一個月聚會一次喝喝飲料。我們有時候會請一些律師與獨立的語言治療師進行交流，有時候互相提供法庭諮詢建議，有時候會在又一次的地方政府爭取失利時彼此安慰，有時候只是聽著彼此的狂言與怒吼。很多時候我們還會談到未來的生活。在這種時候，知道自己不需要從頭解釋到尾，實在是件開心的事情。隨著孩子一天天長大、生活變得愈來愈複雜，要維持這樣的定期聚會也愈來愈困難，幸好 WhatsApp 群組適時出現，彌補了我們無法聚會時的遺憾。

身為一個居住在大城市，母語為英語的中產階級女性，透過群組尋找協助，相對而言是很容易的。此外，相較於其他類型的互助團體，父母互助團體比較容易找到，也比較容易加入。然而丈夫羅柏遭受到腦部損傷的絲瑞塔（請參見第四章）卻發現，要找到一個與自己有共通性的面對面互助團體，根本就是不可能的任務。這類面對面的互助團體，每位成員的年齡都至少比她大上三十歲，而且雙方很難找到共通之處。我在和兒子的治療師談到我們當地互助團體的重要性時，她提到她有許多非英國出生的客戶，因為語言或文化差異，他們很難進入這類互助團體。參與互助團體絕對不是像找到某個合適的團體，再抽出時間去參加活動那麼容易。互助團體的聚會代表照護者必須要離開家，而這對許多人來說是很困難的事情。雖然我在我們社區發現了許多與我處境相同的人，但在成為單親母親後，到酒吧和朋友碰個面，喝喝白酒、吃吃脆片的能力卻急遽衰退。

尋找網路社群

對於失能族群而言，社群媒體的竄起一直都是威力無邊的事情。這一刻你還在自己的小鎮上，不認識半個人可以分享你的損傷以及你所面對的挑戰，但下一刻你卻可以連結上一個貫穿全世界的社群。許多阻止失能者參與活動的身體障礙因素，到了網上就全都不成問題。大家不再需要擔心輪椅通道、停車問題、不適合失能者的公共運輸工具，也不用擔心自己會油盡燈枯，或只為了走出家門而消耗珍貴的精力。讓許多人傷透腦筋的即時面對面溝通，也沒有必要進行了。對失能者好的事情，對那些照護父母、伴侶或朋友的人，也是好事。

不論你是否有個罕見基因疾病的孩子，也不論你的父母或伴侶是否罹患了亨丁頓舞蹈症或帕金森症，社群媒體都可以協助我們用以前絕不可能出現的方式找到彼此。如果你因為居所位置而與其他人有所隔離，抑或因為肩上的照護責任而無法走出大門到處逛逛，網路可以幫我們開通前往世界的路。

女兒朵蒂罹患了罕見的 STXBP1 染色體缺失的愛瑪．加德納（請參見第三章）在 Instagram 上做了一項研究，她直接在頁面的 STXBP1 上，加註了一個井字號主題標籤。令她驚訝的是來自世界各地的許多父母都因此張貼了他們孩子的生活狀況，而這些孩子的情況與朵蒂相同。更令人振奮的是，因緣際會之下，她發現貼文者當中，有一個人的女兒只比朵蒂大一點點，而他們就住在離自己家幾分鐘路程的地方。兩家人開始碰面，並且分享許多資訊。朵蒂現在甚至與那個女孩就讀同一所學校。有鑒於這種基因疾病的罹病率大概是九萬分之一，這種巧合真的令人難以置信。

同樣地，各種照護者也可以在社群媒體上，尋找與自己照護對象有相同損傷或病況的人。一如我在第四章所建議，這是瞭解如何提供他人更好照護的絕佳方法，尤其是當被照護的對象沒有能力（或再也沒有能力）表達自己的需求時，更是如此。我對自閉症以及如何更瞭解兒子的相關知識，很多都是透過推特的井字主題標籤「真的自閉」（ActuallyAutistic）學習而來。這個主題標籤是個絕佳的連結管道，透過這個管道，我接觸到一些比老師或醫療專業人員更能提供我有關我兒子生活經驗啟發的人，也讓我有機會向他們學習。與我交談過的許多照護者，都使用封閉式的私人臉書群組來分享資訊、取得協助，或者避開公眾的視線去安全地怒吼。這些群組的水準各異，大家使用這些群組的經驗也不一。儘管封閉式的網路群組能夠提供令人信賴的支持，但也有缺點——所有的社群媒體都一樣——這些群組對事情的看法與角度都非常強硬，如果你不同意群組的說法，很可能就會被踢出群組或遭到其他用戶圍攻。

處於某些狀況的照護者，加入社群要比其他照護者容易。自閉症、唐氏症與腦性麻痺都為父母設立了相當強大的社群，不過彼此之間偶有分歧。許多和我談過的照護者年齡都在二、三十歲間，協助的對象不是父母就是伴侶，他們覺得網路社群的幫助極大。他們在社群中可以找到處境與自己相同的同齡人。處於他們這個年紀的照護者，因為大多數朋友都在旅遊、專注事業發展，或結婚成家，他們會感覺到莫大的失落，而這樣的感覺只有同齡照護者才會完全瞭解。

然而並非所有的失能者狀況都能明確釐清，在這種情況下，照護者就很難找到自己應該歸屬的社群。蘿拉（Laura）的兒子奧斯卡（Oscar）今年八歲，從未取得全面的診斷報告。奧斯卡和許多孩子一樣罹患了所謂的無名病（SWAN/a syndrome without a name），亦即沒有正式名稱的罕見疾病。時間流逝，奧斯卡除了有發展遲滯與行動障礙問題外，還被診斷出癲癇與自閉。在奧斯卡確診自閉症時，蘿拉覺得自己找到了一個成員狀況和她類似的社群。Instagram 一直扮演著她與其他父母照護者接觸的重要角色。透過在網上分享奧斯卡的生活，大家慢慢向她聚攏。她利用自己的平台讓大家注意到類似變更廁所空間（Changing Spaces）[2]的需求、社會福利資金嚴重不足，讓她幾乎沒有喘息的空間，也促使更廣大的群眾對於失能者有更深的瞭解。

2 美國的「變更廁所空間運動」（Changing Spaces）源於英國，訴求在於喚起大眾對於失能者各種廁所需求的重視。與一般殘障廁所不同的是，變更廁所空間要求的是針對重度失能者需求所設計的廁所，除了要有足夠的空間容納失能者與協助者活動，還需要提供足以支撐成年失能者依照不同需求安全使用的更換衣物床位，以及與提供失能者使力的拉環等設施。

蘿拉在懷孕時就成了單親母親。奧斯卡出生後的第一年，她就知道兒子的發育狀況不如預期，因此她一次又一次地去請教保健師與家醫科醫生，但對方不斷地告訴她，她在庸人自擾。蘿拉是名護士，她記得以前在急診室工作時，診斷表上有一項「憂慮的母親」的選項，這是醫護人員在相當肯定孩子沒有任何問題，但當母親的人出現高度焦躁時勾選的項目。所有人都拒絕承認奧斯卡有任何問題，再加上她自己當時又有產後憂鬱症纏身，蘿拉感覺非常孤獨，而且對自己以及自己當母親的能力產生了質疑。最後，當奧斯卡始終無法坐直身子時，專業醫生才終於把蘿拉的憂心聽進耳裡，轉介她去看一位發育小兒科醫生。因為沒有人知道奧斯卡發育嚴重遲滯的原因究竟是什麼，所以也從來沒有人好好地坐下來向蘿拉解釋她可能會遭遇什麼情況，或者未來可能會是什麼樣子。最後，醫院護士開始提供她失能兒童相關的服務資訊，那時的她心裡想著：「噢，我現在大概有個失能孩子了。」不過，這一刻還不是確診的戲劇化時刻，這只不過是蘿拉逐漸領悟到，她和奧斯卡的生活，與她剛開始建立的媽媽朋友們的生活，看起來將有極大差異的開始。儘管她建立的那個朋友社群，對身為單親母親的她來說意義重大，但她也看到她需要一個範圍更廣泛的社群。當社群成員的孩子開始走路、講話、學著上廁所時，她感覺自己的經驗與大家的距離愈拉愈遠。然而也是在這個時候，她在 Instagram 上創立的社群開始成為她生活中真正重要的一部分。

經歷了三十多年的照護者生活後找到社群

瓦萊莉．布魯克斯（Valerie Brooks）從來沒有想過自己會成為全職照護者，而且一直照顧女兒潔思（Jess）到她成年。現年三十三歲的潔思是個視障與自閉症患者，中學後曾嘗試去適應很多不同的環境，包括日間照護中心、支薪照護者、小型的家庭互助團體，她還在一家老人養護中心擔任過義工。但是最後，因為各種原因——有些環境與目的不符、有些環境讓潔思極為焦慮——這些環境對她都沒有幫助。最後，瓦萊莉做出了非常困難的決定，她辭去了護士的工作，全天候地在家陪著潔思。一開始瓦萊莉覺得終止了自己熱愛的事業，簡直就是致命的打擊。瓦萊莉在孩子還小時，曾待在家裡照顧了他們好幾年，後來回到了職場擔任護士。放棄護士的工作再次回到家庭，從來不在她的計畫之中。她擔心家人和朋友的想法，而家裡未來的財務狀況也讓她煩惱不已。但是為了潔思好，而且在一家人嘗試了各種可能性後，這是大家能夠找到的最好辦法。於是瓦萊莉成了全職照護者。

她決定要經營一個部落格，一方面與親友分享自己和女兒的計畫，一方面消化這個不在她計畫之中的巨大生活變化。部落格開設後不久，有人在超級市場中刻意攔下了瓦萊莉，並表達了她有多喜歡閱讀部落格裡的文章。這位女士對瓦萊莉說，這麼多年來，她從來不知道他們這樣的家庭在家中的生活是什麼樣子。其他的親友也開始說類似的話。瓦萊莉部落格的粉絲數量不斷成長，她的 Instagram 帳號粉絲數量也一樣在狂飆。而且，潔思非常喜歡為這個帳號拍攝影片。

當我們在電話上交談時，瓦萊莉告訴我：她現在雖然是全職照護潔思，卻從未感覺到如此貼近當地社群，也從來沒有受到其他照護者如此有力的支持。在潔思長大的那幾年，瓦萊莉並沒有和任何人分享過她的經驗。他們家人曾試過與幾個互助團體接觸，但在覺得與其他家庭不合拍時，他們也就不再出席了。他們也嘗試過學校的課程與不同的計畫，從表面看來，他們一家人好像得到了更多的協助。但回顧過去，瓦萊莉說自己從未有過像現在這樣的情感支持。這些支持，從她的網路帳號，一路湧至她家附近的現實生活聚會與聯繫之中。一直以來令她十分懼怕的事情——擔任全職照護者的孤立，以及必須遠離自己深愛的事業——都變成了她之前怎麼想都想不到的正面回饋。

與我交談過的許多照護者，一開始都是利用社群媒體寫文章、分享他們自己的親身經驗，當作一種消化他們當下處境的方式。而他們從網路社群中所得到的那些足以改變他們生活的情感支持，幾乎讓每一個人都大感意外。網路上的社群沒有晝夜，而且就在觸手可及的後背包裡。大家很容易低估擁有一個社群的價值，但是這對照護者的健康與幸福，卻可能帶來令人震驚的影響。

喬・考克斯寂寞委員會發現寂寞對於身心健康造成的負面影響，極具破壞力，該項發現還說寂寞對於健康的戕害，不亞於一天抽十五根菸。擁有一個支持自己的社群——不論是在網路上還是真實生活中——長期來看，或許都能救命。

讓更多人關注

愛瑪・泰拉諾瓦（請參見第五章）的母親羅患了亨丁頓舞蹈症，有好多年的時間，大人不准她向直系家人以外的人透露母親病況。二〇一八年十二月，在經過母親的同意後，她成立了一個「為自己大腦努力」（Campaign For My Brain）的非營利組織，宗旨在於讓更多人關注神經疾病，進而改善那些疾病患者以及他們照護者的生活。這個組織有雙重目的，希望能協助照護者在照護至愛至親的過程中，得到被照護者與自己所需要的支持，同時也讓社會大眾關注這些照護者的狀況。愛瑪說自己在小時候照護母親時，如果對母親的病況能少些羞愧與祕密感，那麼她對當時的處境，應該會有更大的容忍度。她和姐姐在很多年後才向其他人透露母親的病況。那麼多年間，她們對朋友用盡了藉口，死死瞞住了真正發生的事情。現在愛瑪會坦率地談論自己身為母親照護者之一的生活。與其他亨丁頓舞蹈症病患家族建立連結管道，並與朋友以公開、誠實的態度相處，對這個家庭來說，不啻脫胎換骨。

Podcast

不僅社群媒體可以把照護者結合在一起，Podcast 也慢慢成了社群中心。瑪麗・蘇珊・麥肯納（請參見第四章）說她每週在自己的媽媽熊（Mama Bear）Podcast 開場時，都要請所有正在聆聽的聽眾想像他們正坐在她的後陽台上，享受著他們自己選擇的飲料，和朋友們聊著天。促使瑪麗・蘇珊開始經營 Podcast 的原因，是她想到了深夜與病重的孩子待在加護病房中，所體會到的孤單。她想著如果可以戴上耳機，聽著其他有過相同經歷的人說話，不知道會是什麼感覺。

播出了一百多集後，她現在固定會收到與她當初想法一模一樣的留言。聽眾留言說他們家附近沒有人有過他們當下處境的經歷，Podcast 讓他們不再感到那麼孤單。

部落格與社群媒體都非常好，但親耳聽到其他人用他們自己的話與聲音說出他們的經驗，更是令人感動的事情。相較於社群媒體非情境化、按讚／分享本質的文章，Podcast 可以讓播主提供更細膩、更詳盡的對談。媽媽熊播出各種主題的節目，有時還會訪問撫育失能孩子的母親，這些失能孩子的狀況各異，年齡層從幼年到成年都有。瑪麗・蘇珊在訴說故事時有一個訣竅，她的重點不在於彼此的不同，而是要讓大家知道我們有多相似。

網路溝通對照護者以及照護對象的重要性

從歷史的角度來看，在網路提供我們接觸彼此的管道之前，我們屬於被孤立的一個族群，也因此當世界呼喊著文明將終結於社群媒體之手時，我們這些身為孤立族群一員的人，很難心生共鳴。回顧自己一九九〇年代還是個小照護者的情況，我不禁想像如果當時認識父母需要類似協助的其他人，會是什麼樣子？如果我知道自己並不孤單，情況會不一樣嗎？我只知道母親的情況必然會出現變化，而且她一定會成為現在麥特．海格（Matt Haig）[3]以及史嘉蕾特．寇蒂斯（Scarlett Curtis）[4]這類心理健康宣導者與活動者的熱情支持者。感謝社群媒體，失能者擁有了以前從來沒有過的社群參與管道，照護者也一樣。隨著社群的逐漸擴大，失能者以及照護他們的人都擁有了可以親口訴說自己的故事、挑戰傳統對他們的負面敘述，以及聯合在一起，帶來系統性改變的能力。網路社群的正面效果遠遠超過了情感支持。這些網路社群可以引導

3 麥特．海格（Matt Haig）：一九七五年出生的英國暢銷小說家、青少年小說與童書作者與記者，曾罹患憂鬱症。著有《時光邊緣的男人》（*How to Stop Time*）、《我在地球的日子》（*The Humans*）、《雷德利一族》（*The Radleys*）、《活著的理由》（*Reasons to Stay Alive*）等作品。

4 史嘉蕾．寇蒂斯（Scarlett Curtis）：一九九五年出生的專欄作者與女性主義倡導者，與其他人聯合創立了女性活動主義的社群與平台「粉紅色的抗議」（The Pink Protest）。

法律以及社會的改變。不論是因為公共空間往往讓失能者根本無法使用，或者健康狀況不佳而難以參與例行社交活動的認知，還是社交差異使得面對面的活動極具挑戰性等原因，網路對於失能者的重要性，可以說比非失能者還要高。許多照護者也和失能者一樣，面臨與外界隔離，以及因財務問題而無法定期出門或到處走走的類似困境。

詹姆斯・杭特（James Hunt）是位單親父親，有兩個自閉症的兒子。他和住在附近的前伴侶共同照顧兩個小傢伙。四年前分手時，兩人認定兒子們最需要的是一對一的協助。現年十一歲的朱德（Jude）無法容忍弟弟湯米（Tommy）發出的噪音與突然爆發的脾氣，於是在家裡確保兩個孩子的安全，並給予兩個孩子需要的協助，一直都是極困難的事情。兩人後來決定一人帶一個孩子生活，但每隔幾天就交換，確保兩個兒子和父母都有相處的時間。這樣的安排對朱德與湯米非常好，因為兩人的焦躁程度都降低了許多，而且從父母那兒也得到了更多需要的協助。

正當詹姆斯對於自己永遠不需要跟任何一個兒子分隔太長時間而喜不自勝的時候，單親父母沒有休息時間的無情事實，卻狠狠地打擊到他。詹姆斯發現自己很難在晚上出門，尤其是其中一個兒子當天晚上的狀況特別嚴重的時候。兩個孩子焦躁的程度，有時候可能嚴重到連他們的祖父母都無法幫忙照顧一個晚上。兩個孩子都很難適應周遭有很多人的環境，所以他常常無法參與週末與朋友的社交活動，就算能趕去，也只能待一下子就得離開。對於在家工作的詹姆斯而言，持續多年的這種情況，代表他可能會有很長一段時間無法與任何其他成年人互動。許多全職照護者的照護對象，都是完全需要依賴他們才能滿足所有生活需求的人，而長期無法與人互動的情境，對這些照護者來說，根本就是家常便飯。如果社交活動對照護者所協助的失能者或病患是遙不可及的，這也可能意味著社交活動對照護者也同樣遙不可及。

詹姆斯後來開始經營部落格，而這個部落格也成了他與家人、朋友，以及其他父母照護者之間的聯繫管道。他對我說，在他們的處境下，孤立是最難忍受的事情之一。他不想強迫兒子在週末與人互動，因為他很清楚孩子會因此苦惱不已，但這樣的妥協有時卻會讓他倍感孤獨。他一開始經營的部落格，後來擴大成為了社群媒體上的一個龐大社群、一個 Podcast 節目，以及撫育自閉症孩子的家庭見面聚會。

網路暴力

儘管社群媒體對於失能者、慢性疾病患者，以及那些照護至愛至親的人都帶來了極大的益處，但社群媒體的缺點也很嚴重。二〇一九年五月，英國的納德．柴郡慈善機構倫報告指出：在二〇一七年至二〇一八年間，針對失能者的網路仇恨犯罪增加了百分之三十三。失能者在網路上遭遇的暴力非常廣泛，包括視覺障礙者的圖像（特別是孩童）被用來製作成爆紅的圖片與笑話、失能者被說成最好去死或應該在出生前就被打掉的人，或者被當成「奇蹟療法」的目標。學習障礙者被當成嘲諷的對象、視覺障礙者的樣子遭人恥笑，而隱性失能者則被說成假裝或連殘疾都做不到的人。這張可怕清單上具攻擊性的項目還有很多很多。議會委員會二〇一九年一月調查網路暴力時，根據許多活動倡導者、慈善機構與失能者的證詞，認為這種網路暴力其實是社會大眾看待失能者的廣泛症狀，而社群媒體只是將這種暴力激化、正常化而已。只不過網路為失能群體帶來的益處實在太大，所以無法像許多享有比一般人多很多特權的人所建議的那樣，果決乾脆地「關閉」社群媒體。

〈立即刪除社群網站帳號的十大理由〉（Ten Arguments For Deleting Your Social Media Accounts Right Now）的作者嘉朗・藍尼爾（Jaron Lanier）寫道：問題不一定出在網路身上，根據那些改變我們的行為來造福客戶的商業模式所決定的演算法，才是問題的癥結。我們都不是客戶，那些網路公司的客戶是所有想要爭取我們注意力的品牌。我們是產品。在當前的情境下，藍尼爾認為，大家很容易就變成酸民與混蛋。對於擁有其他社交管道以及其他倡導行動主義方法的人——譬如自己的故事已經在主流媒體體現——刪除帳號可能是不錯的選擇。然而對那些社交與生活和外界隔離的人而言，社群媒體的效用實在過於強大，所以他們不可能只因為反效果與網路暴力而放棄。

面對面的接觸

就算社群媒體是尋找與接觸其他處境與自己相同者的絕佳方式，但若可能，把這些接觸變成面對面的聚會，絕對值回票價。譚雅．沙瓦（請參見第二章）的狀況很特殊，她既是一個失能孩子的母親，也是一名協助其他失能孩子家庭的職能治療師。她愈來愈清楚，除非父母提供良好的協助，否則孩子不可能茁壯。她在臉書上張貼了一篇文章，測試大眾對於協助失能與慢性疾病孩子母親的靜避活動親身體驗有沒有興趣，結果這篇文章成了她所有文章中迴響最大的一篇。

她於是精心策劃了第一次的靜避活動，一張滿滿都是活動的計畫表。可是當參加者抵達後，更神奇的事情發生了。她發覺參與靜避活動的每個母親所需要的其實是接觸。譚雅因此退居旁邊，放任大家自行活動，結果就是把週末安排的活動大刀闊斧砍了一半。她告訴我，對許多參與活動的女人來說，那是她們長久以來第一次感覺到有人看到自己、聽到自己說話，而且也是她們第一次覺得可以自由自在地與人分享她們在經歷最艱難時刻時，心中所產生的最陰暗想法。許多參加者在抵達時都是一副精疲力盡的模樣，不知道該如何繼續下去——但離開時都感覺到精神振奮，得到了這個群體的支持力量。參加這個長週末靜避活動的人，抵達時是彼此不認識的陌生人，但離開時卻都有如密友，而且在活動結束很久之後也一直維持聯繫、彼此支持。

靜避活動對大多數人或許是不可能實現的計畫，但是每個人都需要與其他人接觸。一如之前所提，照護者覺得孤獨的比例遠比一般大眾高得多。在美國，有個失能孩子的母親設計了一款名為「狼與朋友」（Wolf and Friends）的應用程式，可以協助同一個區域內的父母照護者進行配對。臉書群組、Podcast 和 Instagram 帳號的效益擴散到了線下，擴及到了地區性的會面、電話號碼的交換，以及私人的 WhatsApp 群組。然而就像我們需要其他與我們處境相同的人一樣，我們也需要身邊有朋友和家人圍繞，此外，我們還常常需要支薪照護者的協助。

學習求助

曾經是少年照護者的我，在很小的年紀就學會了照顧自己。這個習慣一直跟著我，不論是離家上學、獨自旅行，還是最後搬到倫敦居住。母親去世的時候，我雖然傷心欲絕，但長久以來，我早已習慣了沒有她照顧的日子。我的獨立一直都有回報。

隨著女兒的出世以及亞瑟高強度的需求，所有靠自己的工作就這麼如雪崩般降臨。儘管我拚了命地希望可以獨力扛下一切，但也很清楚，那根本就是不可能的任務。我一直都有感情非常好、友情非常堅定的朋友，但自知沒有依賴任何一個朋友，我對自己感到無比驕傲。需要幫助的時候，開口求助讓我覺得痛苦、脆弱。但是為了亞瑟好，特別是在我結束了婚姻關係後，我打算要學習如何開口求助。

離婚時，亞瑟與艾格妮絲的父親和我認為，讓亞瑟暫時繼續留在我們原來住的家裡對他最好。所以每隔一週的週末，我就會離開，讓孩子們的父親過來陪他們兄妹倆。對兩個孩子來說，這是個非常好的安排，因為這樣的安排，我們離婚這個可能造成巨大崩解的事件，過程變得平順很多。然而這樣的安排，在這些年間，也表示我必須和朋友待在一起，請別人幫忙，住進別人的地方，而不是待在自己的空間中。開口請人幫這個忙並不是什麼愉快的事情，可是我在這個國家沒有親人，而亞瑟又有他的需求，因此開口求助就成了絕對必要的事情。學習依賴身邊的其他人，沒想到最後竟成了身為單親媽媽與失去母親的最謙遜也最有益的副作用之一。不過要領悟到這點，我得先低頭。

支薪協助的優缺點

雖然支薪協助一直是我多年來能夠繼續工作的必要條件，但是我也獨力扛下了許多照護工作。當我們付錢給他人協助處理我們家的事情時，可以理解的是，在對方的心裡，這只是一份工作，而他們生活中的事情一定比這份工作更重要。我曾聘用過非常優秀的保母，但她們後來因為離開倫敦、懷孕，或身體不適等等原因離開。我也聘用過水準不怎麼樣的保母，她們一次次地請病假，其中還有一位就這麼憑空消失，再也沒有出現過。不過讓人最難以接受的事情是一位相當有潛力的新照護者，在工作兩週後辭職。她說照護亞瑟實在太困難，每天晚上下班後她都在家哭。她對我說完這些話的那天晚上，我坐在廚房的地上大吼大叫。為了找到合適的協助者所經歷的一切精心計畫與面試，永遠也無法讓自己做足準備去面對別人告訴你，他們無法應付一週二十個小時你曾經連續好幾年獨力完成的事情。這種事情真的足以讓你永遠無法再相信任何人。

儘管如此，每一次我還是得振作起來，繼續生活，因為我別無選擇。我的孩子無法參加課後社團、假日社團，也不能去朋友家玩耍。他的行程由地區政府巴士每天接送他的時間決定，完全不在我的掌控之中。對我們這些必須要結合支薪照護者才能過日子的人來說，這是最難的事情之一。

不過在那些令人失望的支薪照護者所帶來的混亂當中，我卻發現了一件非常重要的事情，那就是儘管我的朋友都很忙，但他們隨時願意在緊急時刻伸出援手。我曾經被困在隔了一個城的攝影棚裡，保母多次留言說她因為病得太重，無法到學校巴士停車的地方接孩子，而我的朋友二話不說，立刻放下手邊的所有事情，趕去接孩子。許多次，朋友因為我要帶女兒去急診處理她的氣喘問題，而把他們的孩子留在鄰居家，衝到我家去陪亞瑟，避開了亞瑟因為去他們家而須經歷的焦躁與苦惱。當亞瑟需要的協助太多，我不知道該如何在假期獨自照顧兩個孩子時，朋友也會從大老遠趕來陪著我們。

當一個照護者，很多時候會被迫放棄自我。除非迫不得已，否則我絕對不會向朋友開口求助，也因為如此，朋友和我之間的關係變得更緊密。朋友告訴我，他們對於自己能夠幫得上忙而感到高興，就像我也會因為能夠回報他們的幫助而感到開心一樣。在我放任心中的高牆倒塌的同時，我發現過去拒絕開口求助的行為，其實是在針對那些明顯需要許多協助的人，透露一種主觀的判斷心態。這樣的心態源於一種因必要而產生的內在驕傲感，我因為害怕期待落空，就像母親總是讓我失望那樣，所以高高豎起了我內在的驕傲，成為屏障。如果我從未被迫開口求助，或者從未接受他人幫忙，我永遠都不可能真的知道友情究竟有多深。就像瑪莉莎和我一起帶母親去精神科病房、倫敦的朋友帶著我一起，幫我振作，並讓我參與了那種自己若堅持獨立，永遠也不會認識的生活。

伸手求援並不容易。在每個人都很忙碌、大家都因為獨立自主、自力更生而受到讚美的文化中，伸手求援更加困難。然而對於照護者來說，抗拒超級獨立這樣的概念至關重要，因為我們不能，也不應該獨立承擔一切。儘管與我交談過的許多照護者都有申請到雇用支薪照護者的財務補助，但這畢竟只能解決部分的問題。有些照護者得到的補助確實足以支付他們至愛至親所需要的協助，但他們卻無法在當地找到符合水準的照護者。也有人發現最好的支薪照護者流動性很高，因此他們總是得疲於奔命地尋找下一個不錯的人選。支薪照護者會請病假，在這種情況下，不論我們當天與誰有什麼樣的承諾，都得填補他們留下的空缺。我們必須像對待所有公司職員一樣地對待支薪照護者：訓練、支付薪水，以及處理所有相關的行政作業，而這些全都是費時費力的額外工作。

對許多人來說，支薪照護者雖然不可或缺，但他們也帶來了龐大的額外工作與壓力。以下僅列舉幾個流傳在照護者之間，有關依賴支薪照護者所遇到的困境。克萊兒・柯提查的兒子阿南德每天晚上都會有夜間護士提供照護服務（請參見第二章），因此克萊兒每天早上都必須填寫一份夜間護士和她換班，以及她和陪同阿南德去學校的護士換班資料表。這表示她因為忙著處理醫護人員的行政資料，早上根本不可能撥出時間來與任何一個孩子相處。史蒂夫脊椎受傷後，露絲與史蒂夫兩人把家裡的事情處理得非常好（請參見第三章），但當史蒂夫健康狀況出現異狀後，兩人以史蒂夫照護者的名義，僅能得到一點點的照護費用補助。兩人都不想聘僱支薪照護者，他們需要的是家事上的協助，因為這樣露絲才能在史蒂夫需要的時候給予支援。遺憾的是，政府沒有家事費用這類補助。

蘿拉・摩爾（Laura Moore）的兒子威廉（William）是位腦性麻痺患者。社會福利機構提供了財務補助，讓可以她聘僱支薪照護者工作足夠的時數，幫助家裡面的需求，但是她在住家附近根本找不到合格的照護者。不論蘿拉有多想利用這些分配給威廉的補助款，但很多錢都還沒用到，就又返還給了當地政府。許多照護者花費了大把時間，不是追著最後不會出現的支薪照護者跑，就是在支薪照護者請病假時，狂找緊急替代的人，再不然就是又被放鴿子時，放下手邊所有其他的工作，自己頂上去。

支薪照護者對許多人來說非常重要，但必須依賴他們時，卻讓人感覺靠不住與別無選擇。和我交談過的很多人都表示如果可能，他們寧願自己做所有的事情。社會福利體系在政府刪減了相當於十年預算的沉重壓力下折腰，現在根本沒有足夠的資金可以運用。目前，所有人——包括那些沒有任何機會復原的絕症患者，以及罹患了終身無法治癒的疾病與惡化性疾病的人——都被迫為了社會福利而不斷接受補助資格的重新評估。這些評估對於需要照護的人以及他們的家人，都可能是侵犯與極大的壓力。許多人寧願親力親為地照護，直到自己油盡燈枯，也不願意依賴隨時可能被取消的社會福利。

如果我們的照護對象不希望由家人以外的人來照護，又是另外一種棘手的狀況。許多照護者一再拖延社會福利的申請，而且常常一拖就是很長的時間，因為他們知道自己的伴侶或父母抗拒外人的照護。有時候，這些照護者因為早已油盡燈枯，而根本沒有機會開口求助。

仲介公司提供協助病人下床、穿衣等這類日常個人護理服務的支薪照護者，往往都是在趕赴下一個約定行程前，時間就已經排得滿滿滿，因此他們都是匆匆完成排定的工作，完全無法顧及照顧對象的喜好與情緒需求。過去幾年，失能者、慢性疾病患者，以及老人家遇到的這類問題愈來愈嚴重。另外還有許多工作年齡內的失能者，在因為正確的協助方式以及成功地獨立生活多年後，被迫脫離獨立的生活，住進完全不合適他們的護理之家中。

就算我們有能力負擔或取得足夠的補助，而且也確實聘僱了支薪照護者，管理問題也可能帶來極大的壓力，但是在他人如此高度依賴我們的環境下，擴大自己的社群是絕對重要的一個部分。潔思．威爾森（請參見第三章）告訴我，必須把女兒布魯克的支援網從家人拓展到其他人，並聘請支薪照護者的重要性，還是她的一位自閉症朋友向她指出來的。她的朋友提醒她，相信父親或母親是唯一可以提供失能孩子需求的人，其實是非常狹隘的想法。父母不可能長生不老。父母也會身心俱疲、父母危險的時候也可能危及孩子。潔思告訴我，她雖然仍在努力拓展布魯克的支援圈，但她很感激她朋友點醒了她，創造一個支援圈不是自私的行為，事實上，結果剛好相反，創造支援圈可以避免讓自己照護的人陷入危險。

我們都需要多種不同的社群

我們的社群都不是由單一成員組成的。我們需要瞭解我們的朋友、跟我們有相同生活體驗的朋友，以及不帶任何批判眼光，不會試圖「導正」我們的處境，就只是傾聽我們訴說的朋友。我們也需要可以在能力所及範圍內挺身給予協助的家人與朋友。我們需要他們在事情不順利或緊急狀況發生的時候，可以成為我們的後盾、時不時會記得瞭解一下我們的情況，而且就算我們鮮少說好，但仍偶爾邀請我們出門見面。我們還需要願意為了配合失能家人的需求，而調整聚會的時間或形式，完全不需要我們不斷提醒大家失能家人會有哪些需求的家人與朋友。

我們需要讓我們和失能家人都感覺到受歡迎、被瞭解以及被尊重的學校與各類機構。我們也需要可以幫助我們睡覺、吃飯、賺錢養家，以及充電的支薪照護者。最終，當我們再也無法擔負起照護至愛至親的責任時，我們當中的許多人還需要可以接手繼續照護我們至愛至親的社群。我們需要其他人如此多的協助，但處於這個期待所有人都靠自己就「足夠」的文化氛圍中，承認這一點很不容易。只不過每個人永遠都不應該獨自承擔一切。人類是一種需要群體協助、支撐與照護才會茁壯的物種。

母親過世至今已屆二十年，瑪莉莎依然是我最好的摯友。事情很不順利或事情太順利時，她總是我第一個聯絡的人。這感覺就像友情在自己如此脆弱、如此危難的時段，被淬鍊得更為堅實，足以克服遙遠的距離與重大的人生變化。這些年，我開始依賴許多棒極了的朋友。他們在支薪照護者砸鍋的時候扮演救火隊，也在任何他們有空的時候，持續伸手拉著我們一家三口共度假期或給予協助。提到我生命中的友誼，我實在是個幸運得不得了的人。話說回來，若不是我真的非常需要他們的協助、被迫不能當個自立自強的島嶼，我永遠也不會知道朋友之間還存在著這樣的情分。身為照護者，我學會了依靠他人；對於所有人釋出的愛，我萬分感激。

第九章

目標

PURPOSE

「我慢慢瞭解了，事情的發生不是出於某個原因，而是由於透過某種手法，你可以注視著自己面目全非的殘骸，然後從這些殘骸中，精心設計出意義與目標。」

——凱西・瑞森布克（Cathy Rentzenbrink）

愛瑪・泰拉諾瓦（請參見第五章）下定決定未來要當一名護士的時候，不過是個十幾歲的青少年。她母親當時已經出現了亨丁頓舞蹈症的症狀，所以她知道當護士才能夠擁有最好的機會協助母親、為母親代言。然而在一次令人驚嚇的食道梗塞事件後，愛瑪改變了心意。護士訓練可以讓她成為很好的照護者，但當一名緊急救護人員卻可以拯救母親的生命。她選擇了後者，後來也很開心地發現這份工作非常適合自己。她在二十一歲成為了一名緊急救護員，雖然年輕，但相較於同僚，她與失能者、精神病患者的親身互動經驗更豐富。她可以分辨出腦部受損與神經系統疾病患者的困惑與挫敗情況，而且可以充滿耐性地處理這些案件。她對於成癮患者或嚴重精神疾病患者沒有恐懼，也絕對不會戴著批判的有色眼鏡。

愛瑪說，她的同事有時會因為發現某些緊急求救電話明顯並非必要，而感到沮喪，但她很清楚照護者的情況以及照護者的懼怕。很多時候，這些緊急求救電話都來自照護者，當他們的至愛至親病況加劇或瀕臨死亡時，他們不但害怕，也不想一個人面對這些事情——儘管這些狀況都在預期與計畫之內、儘管這些照護者手上都有處理這些狀況的藥物以及應對方式的詳細說明。但愛瑪知道，身為一個照護者，並完全為另外一個非常脆弱的人負全責，是多麼令人害怕的事情。她也理解她母親意識不清，無法與人表達自身需求時有多麼恐懼。母親疾病發作時雖然狂暴，卻並不是她的錯。身為緊急救護人員，愛瑪有足夠的醫療知識為母親代言，並且爭取母親需要的協助。這份工作也讓愛瑪可以冷靜地處理食道阻塞的意外事件，以及自信滿滿地協助母親用藥。但更重要的是，愛瑪非常確定她之所以能夠勝任緊急救護人員這份工作，完全是因為她自己也是一位照護者。

不論是事發突然，趕鴨子上架地成了照護者，還是因時間長了而逐漸成為照護者，這個角色都會改變我們以及我們與世界互動的方式。許多人從照護行為中產生了莫大的使命感。也有很多人發現這個角色讓他們意外認識了一個全新的目標。不論是像愛瑪這樣想要保護至愛至親、因為無法再漠視全世界的失能者所面對極大的不公平，或者是需要找到家居生活之外的重心，花許多時間協助其他人的行為，都可以幫助我們認清什麼才是對我們最重要的事情。

日本有一個詞彙簡明扼要地總結了這種在許多照護者身上看到的使命感：「生き甲斐」，意思為生之意義。這個詞彙也是北海道人民被認為可以活得長壽又健康的原因之一。大家把居民普遍活到一百歲以上的地方稱為「藍色寶地」，而北海道就是世界的「藍色寶地」之一。「生き甲斐」經常以四個相交圓形的文氏圖來表示。四個圓圈分別代表你擅長的事、你享受的事、世界需要的事，以及別人會付錢請你做的事。四個圓圈的交會中心，就是我們會找到屬於自己生之意義的地方。瑞克．韓森在他的作品《力挺自己的12個練習》中，用三個特質勾勒出類似的交會圓圈：喜愛、才能，以及價值。韓森寫道：尊重自己的夢想，是活出一個擁有強大恢復力人生的重要層面。身為照護者，恢復力是我們所有人在生活中都需要的能力。

當代言迫使你站出來

醫生在娜塔莉．偉佛（Natalie Weaver）懷孕第三十四週時告訴她，她的女兒出生後可能會有臉部以及手腳畸形的狀況。醫生沒有告訴娜塔莉這種狀況的確切成因，也不確定孩子的狀況是否會威脅到生命、甚至孩子出生後是否可以存活。但是蘇菲亞（Sophia）活了下來，而且出生後雖然經過幾次手術，最終還是回家了。除了複雜的醫療困難外，娜塔莉很快就發現：當蘇菲亞的母親，還需要應付一整個層面的許多問題。大家都很在意蘇菲亞與眾不同的臉，有時候她帶女兒出門時，其他孩子會對蘇菲亞指指點點，甚至還會碰到其他孩子大叫的情況。大人也常常不是盯著蘇菲亞看，就是為了避開她們而立即轉頭或直接走到街道的另一邊。「這些事情的打擊實在太大，簡直讓我潰不成軍。」她這麼對我說。娜塔莉一開始還試著隱藏自己的感覺與悲傷，在家人與朋友面前假裝陌生人的反應影響不到她。但事實上她受到了非常大的影響。每次出門後，她都需要花好幾天，甚至好幾週的時間撫平傷口。「我必須建立起勇氣與力量，盡全力拿出自己最好的狀態，只是為了和女兒一起去超級市場。」

娜塔莉一直努力帶著蘇菲亞出門到處逛，因為這樣子蘇菲亞才能夠體驗到其他孩子的經歷，但當母女兩人遭受到的歧視與仇恨愈來愈嚴重時，出門這件事也就變得愈來愈困難。她告訴我，如果歧視是針對她而來，情況就已經夠糟了，但是親眼目睹自己的孩子以那種方式遭到排斥，真的令人心碎欲死。蘇菲亞約三歲時，很明顯地，她除了雷特氏症外，還有退化性基因問題，包括肌肉痙攣、各種能力退化、呼吸不規律、癲癇發作，以及嚴重的免疫系統問題。這也表示蘇菲亞再也不能再出門到公眾場合——因為所有公眾場合都有很高的感染風險——再加上蘇菲亞因為臉部發展和其他人迥異，無法完全將嘴閉合，讓她更容易受到病菌攻擊。這種情況給了母女兩人離群索居的正當理由。他們家變成了一個私密的家庭，關起門來，家人發誓要盡一切努力給蘇菲亞毫無條件的愛、敬重以及樂趣。

蘇菲亞七歲時，私人保險不涵蓋失能孩子的部分，是否可以取得社會醫療服務的問題，成了居住在北卡羅萊納州的偉佛一家人所面臨的極大威脅。社會醫療服務對於失能孩子的生活可說是攸關生死的大事，因為私人保險並不涵蓋醫療設備或輪椅，更不包含社會福利或家中的看護照顧。當娜塔莉發現社會醫療服務將被大砍百分之七十的那一刻，她幡然明白自己必須要採取行動保護蘇菲亞與其他孩子獲得社會醫療服務的權利。她在多年的隱居生活後，決定把一家人的故事披露在媒體上。她在六週內與其他父母照護者創辦了一個名為「為北卡醫療狀況脆弱孩子發聲」（Advocates for Medically Fragile Kids NC）的組織，並成功阻止了政府刪減預算。娜塔莉一直都是蘇菲亞的堅定代言人，而現在她瞭解自己可以再進一步，為自己家人以外的失能孩子與慢性疾病患者爭取權利。

娜塔莉第一次寫下並發表的演說是在一個記者會上，那次她飛去了華盛頓特區，在五位參議員面前侃侃而談。蘇菲亞與娜塔莉的故事瘋狂流傳，然後在維護失能孩子享有社會醫療服務的戰爭中，她成了代表人之一。但是就在她為共同目標集結支持群眾的同時，網路暴力也隨之而來。根據之前所經歷過的事情，她對這種負面行為已經有了一些心理準備，只不過，後來網路暴力的肆虐完全達到了她始料未及的規模。有人說她應該殺了自己的女兒、她女兒是社會廢物，還有各種拿她女兒外貌當作辱罵題材的話。這一次，因為社會醫療服務危機，若她再因為恐懼而消失在大家眼前，要付出的代價實在太高。於是娜塔莉決定起身對抗，她知道自己至少可以護住女兒。但是事情發展的過份程度，還是遠遠超出了預期。

二〇一七年，有人利用蘇菲亞的照片在推特上宣導優生學，當娜塔莉聯絡推特要求下架相關貼文時，她發現這個平台竟然沒有提報謾罵失能者的管道。大家可以提報以種族、宗教或性別為煽動基礎的仇恨言論，卻沒有仇視失能者的提報管道，而失能者在社群媒體上，是經歷最高程度暴力對待的族群之一。經過了傳統與社群媒體數日的密集宣傳後，推特聽到了他們的聲音，並把對於失能者的歧視，也納入了他們回報仇恨言論與騷擾的工具系統中。直到這個時候，娜塔莉才真正理解自己身為代言者的工作需要進一步擴大，不能僅限於爭取社會醫療服務。如果她想成為女兒與所有類似遭遇的人的盟友，她就必須為女兒發聲，為她爭取一個不會輕易成為暴力受害者的公共空間。她找到了她追求的目標。

用新的眼光看事情

協助家人的行為也可能造成照護者原有生活重心的轉移。薇拉・莫里森（Vaila Morrison）生老大時，還是一位住宅建築師。不過當女兒艾麗德（Eiliedh）明顯罹患了不明基因疾病，而且有嚴重的發展遲滯時，薇拉就無法同時兼顧工作崗位與照顧女兒的需求。隨著時間過去，艾麗德的狀況愈來愈明顯，她的行動力受限，智能也有障礙，終身都需要照護協助。薇拉於是著手尋找他們可以翻修為完全無障礙空間的房子，但當她全心投入這項計畫時，卻發現困難重重。無障礙空間的建築物資訊與申請補助金極難取得，就算拿到了，即使像她這樣擁有專業訓練的人，也看得一頭霧水。

她開始在部落格上撰寫自己的經驗，並與其他有類似需求，卻不知道該從何著手的家庭分享資訊。她的研究得出了充分的結論。她意識到儘管因為高齡化人口以及隨著時間變化的家庭需求，大多數永續設計（sustainable design）[1]都認可無障礙功能，但是除非無障礙功能被完全融入設計之中，否則任何建築都不可能永續。而所謂的包容性設計（inclusive design）[2]，她說，並非只是針對特定客戶的產品。當我們為那些有最大無障礙空間需求的人打造住所，我們設計出來的環境，就會讓所有人都更容易使用。

薇拉現在為許多住宅相關議題發聲宣傳，包括在我們翻修較舊的房子時，就算當下家裡沒有失能者，也要考慮到永續性以及包容性設計。一如現在英國每棟房子的出售都有節能效益程度評估一樣，薇拉也呼籲大家應該進行無障礙空間程度評估。薇拉同時還宣導要求大家支持多戶住宅開發案，應將符合「終生住宅標準」（Lifetime Homes Standard）列為最基本的條件。

薇拉相信，顧及各種在建案所在地出入者的需求，包括來訪的親友，是所有建築設計師的義務，此外，把一個家庭可能經歷的推娃娃車需求時期，以及其他隨著年齡

1 編註：意指同時兼顧持續性、人類健康，以及環境友善的設計。
2 編註：意指在設計過程中，為了考慮特定、小眾或極端客群的需求，最終打造出讓所有使用者都有更好體驗的產品。

而無法避免的需求變化納入設計考量，也是建築設計師的份內職責。包容性設計絕對不只包含輪椅通道與醜死人的塑膠扶手，薇拉這麼告訴我。如果我們希望有個重視並且歡迎失能者進入公共與私人空間的社會，我們就需要看到美麗與令人興奮的包容性設計進入主流市場。除了她的宣導外，她以「優雅包容」（inclusivechic）的井字主題標籤為名的部落格與 Instagram 帳號，也貼滿了經濟實惠又有趣的家庭設計改造案資料。她的夢想，她說，是看到包容性設計成為日常設計。

薇拉花了很多時間宣導與推廣更多變更廁所空間的設計。她特別希望服務廣大群眾的新建築，可以將變更廁所空間納入建築規定的一部分。目前的法律除了規定要提供一間很多失能者無法使用的無障礙廁所外，就沒有更多作為了。不論是使用大型電動輪椅的人、需要照護者協助才能從輪椅挪到馬桶上的人，還是有失禁狀況的人，傳統的無障礙廁所根本無法滿足他們的需求。

起床的理由

坊間關於我們需要人生目的與意義的文章，早已數不勝數。每個人早上都需要一個起床的理由。現在有許多研究指出，使命感是人類在面對困厄，被失敗、挫折與創傷打倒後，能夠快速反彈恢復，重新振作的強大原因。

娜塔莉．偉佛最早是在努力成為蘇菲亞最好的母親與照護者時，找到了自己的使命感。她離群索居，遠遠躲開，不僅是為了保護女兒，也是為了保護她自己的心。後來她理解到這種與世隔絕的生活無法持久。她需要一個更遠大的目標，才可能有力量面對外在世界帶來的磨難。就這樣，她的目標一直在擴展。娜塔莉現在是「蘇菲亞之聲」（Sophia's Voice）慈善組織的創辦人，這個組織的宗旨除了提升大家對於失能孩子以及臉部異於一般孩童的認識之外，也為積欠醫療費用、無法負擔必要救命醫療器材的家庭募集資金。蘇菲亞是這個組織重要的一部分。雖然她不會說話，卻可以用其他方式與他人溝通，而且，她與母親一起為這個慈善組織決定任務與方向。母女倆齊心協力地為這個組織努力，直到蘇菲亞二〇一九年離開人世之後，娜塔莉仍然依照女兒和自己所設定的價值，持續維繫著這個組織的運作。

傳統職場經常把照護者排拒在門外。許多照護者都發現，要兼顧照護責任與一份全職工作的要求，根本是不可能的任務。雇主大多沒有彈性、無法提供因為就醫而請假的津貼，也不會因為被照護對象的健康狀況突然惡化，而配合照護者在家工作的需求。我所接觸的照護者中，許多人都因為照護的責任而離開了原來在國家健保局或教育界的工作。儘管照護者的個人經驗可以為這些職場環境帶來極大的益處，但這些第一線的服務工作，通常也是最沒有彈性的。特別對於失能孩子的母親而言，留在職場是一件非常困難的事情，因為她們肩上還被迫承擔著許多沒有任何酬勞的照護工作。

此外，失能孩子的母親還需要處理大量的日常瑣事，譬如確保孩子獲得受教育的權利，而這種事情通常都需要透過長時間的宣導與爭取，遑論在許多情況下，法庭纏訴與上訴很可能持續多年。

娜塔麗·李的大女兒出生時，她是國家健保局的助產士。生了第二個孩子後，她知道自己不可能既配合助產士的輪班工作，又照顧好失明的女兒，外加應付家中的日常工作。娜塔麗於是開始在部落格上撰寫與她另一個愛好相關的文章——時尚。不過幾年的功夫，她擁有了一大群粉絲，而她專注於多元交織女性主義（intersectional feminism）[3]與身體意象（body image）的意見領袖與部落客身分，也可以不時地有些收入。當她的丈夫在皇家失明孩童協會（The Royal Society for Blind Children）的贊助下，完成三大高峰挑戰活動（Three Peaks challenge）[4]，並募得約一百萬台幣的善款後，皇家失明孩童協會詢問娜塔麗是否有意願成為他們的大使。娜塔麗現在還沒有真正開始大量使用皇家失明孩童協會的平台討論女兒的失能議題，但在她深入瞭解處於工作年齡期的失明者實際的工作比例數據後，她非常震驚。百分之九十的失明成人，都因為雇主不願進行工作環境改造，或是毫無隱藏的歧視態度而找不到工作。娜塔麗

3 編註：多元交織女性主義重視女性身分與角色的複雜性，例如種族、社會階級、性取向等。
4 英國三大高峰挑戰活動是攀爬蘇格蘭、英格蘭與威爾斯三個地方最高峰的活動，通常每座山的攀爬時間都要求在二十四小時完成。

這才領悟到：成為皇家失明孩童協會大使，或與廣大群眾分享家人的故事，確實可以協助改變社會對於視障者的看法、改善那些處於工作年齡且需要工作機會的視障成人生活。

為自己所照護和協助的人代言而得到的技能，也可以為職場帶來巨大好處。黎安·派翠克（Leanne Patrick）在罹患自閉症與學習障礙的小女兒上幼稚園後，又回學校讀了一個護理學位。她之所以可以這麼做，完全是因為她的丈夫阿里（Ali）並非全職上班族，而且都是在家工作。黎安的護理學位主修心理健康，目前正在攻讀碩士。我們聊天時，她說自己之所以積極參與學生護理政治活動，以及選擇心理健康的護理專業，艾拉（Ella）是一個很大的影響因素。

當有人非常依賴自己時，想繼續工作就必須花費大量努力與創造力，而且就算你很努力又很有創造力，也不見得能一直維持工作。蘿拉（請參見第八章）是位無法繼續在國家健保局擔任護士工作的單親媽媽。一方面是因為沒有任何托兒機構可以滿足她兒子奧斯卡的高程度需求，另一方面則是因為輪班工作需要調適的時間更長。她非常想回到工作崗位，而她照護癲癇、自閉與學習障礙者的經驗，按理也會讓她在職場擁有更高的價值。國家健保局追蹤學習障礙紀錄的系統非常糟糕，現在大家終於認知到了這一點（請參見第三章的《學習障礙者死亡評估計畫》）。然而對蘿拉這類願意回到工作崗位，卻因為醫院缺乏彈性的輪班工作制度而無計可施的人來說，光憑態度與理解，要在短期內改變國家健保局內部體制問題的可能性，實在少之又少。

這些照護者都有一個共通點。他們把自己從家人身上得到的技能與知識，全運用到了幫助其他人的行動上。許多人藉由這種方式，將無法掌控的環境中的挑戰與生活改變，轉化成一種意義與使命感。艾蜜莉．愛斯法哈尼．史密斯（Emily Esfahani Smith）在她的作品《意義的力量》（*The Power of Meaning*）中，描述了現代社會執著於快樂所帶來的問題。現在的生活雖然相對舒適，但在全世界最富有的國家中，自殺、憂鬱與沮喪的情況，卻達到了有史以來最嚴重的程度。例如丹麥，報告矛盾地顯示，其國民的幸福感與自殺率都很高。有些理論解釋這種現象可能源於在一個大多數人都幸福的國家中，做一個快樂的人會更加困難，不過蜜莉提出了另外一個論點：如果你很快樂，代表你的生活或許舒適而輕鬆，但是如果這樣的生活缺乏意義，那麼快樂就不足以讓你感覺充實圓滿。她還提到，快樂產業在過去二十年裡雖然呈幾何級數成長，但整個社會氛圍卻是空前的悲慘。此外，社會學家還發現另外一種矛盾——追求快樂這件事，反而讓我們變得不快樂了。露絲．惠普曼（Ruth Whippman）在她的著作《追求快樂》（*The Pursuit of Happiness*）中曾深入探究這個主題。

儘管正向心理學因深入研究快樂而廣為人知，但這門科學的更大任務是要探索大家如何才能擁有深刻而圓滿的生活。正向心理學先驅者之一的馬丁．沙里格曼（Martin Seligman）認為：有意義的生活就是一種深刻而圓滿的生活，擁有這種生活的人會利用自己的力量去服務他人。當我們處在艱困的環境中，我們經常會發現自己擁有以前一無所知的力量，甚至還會培養出我們從未利用過的新技能。對於娜塔莉．偉佛而言，這種力量代表自信滿滿地為蘇菲亞代言，並把將之延伸應用到更廣大的失能孩童群體中。對於薇拉來說，這種力量則是利用自己建築師以及建築法規的知識，宣導爭取更多無障礙空間的住宅與公共洗手間。

艾蜜莉．愛斯法哈尼．史密斯在她的書中提到：心理學家發現那些形容自己生活有意義的人，都達到了三個條件：他們對自己生活的評價是具有重要性，而且屬於某種更大目標的一份子、他們認為自己活得有道理、他們都感受到一種強烈使命感的驅使。佛羅里達州立大學進行的一項研究發現，那些描述自己生活有意義的人，感覺到焦慮與壓力的時候可能更多，而感覺到輕鬆或歡愉這類正向感覺的時候較少，但這些人與其他人的連結性更強，而且他們感覺自己正在貢獻一己之力給遠遠超過小我的一些事情。這種現象最普遍的例子就是生孩子，而眾所皆知，生孩子對應的正是日常快樂感的降低，與整體使命感的提升。

二〇一二年有一項研究，將大學生分成兩組，研究員要求其中一組學生每天為做一件愉悅的事，另一組則是每天做一件有意義的事。有意義的事包括原諒一個朋友、用功，或幫助其他人。而愉悅這一組，受驗學生回報的事情則是打電動、逛街，以及吃甜食等行為。研究最後，愉悅這一組的學生，相較於有意義那一組，要比研究前經歷了更多正面、快樂的感覺。但在三個月後，那些正面、快樂的感覺都消失了。反觀有意義這一組，三個月後，根據報告，他們的負面情緒比歡愉那一組少，而且更多人表示自覺屬於某種超越自我的意義。

兩年前，大兒子罹患自閉症的薇琪（Vicki），對於出門以及和家人在外閒逛所需付出的努力，感到愈來愈沮喪。她會到附近的室內兒童遊樂場安靜地待上一個小時，只為了有機會讓另外一位失能孩童的母親問自己，前一周的週末是否有去參加當地鮮少舉辦的一個自閉症者友善的活動，雖然她從未在任何地方看到這類活動的廣告資訊。薇琪想盡辦法搜尋，卻完全找不到任何明訂專門設計給失能者家庭參與的活動、工作坊、特別開放場地或時間。她唯一找到的一個網站，把焦點放在輪椅通道上。輪椅通道的重要性當然無庸置疑，但網站上還是沒有提供任何她需要的資訊。每次出門都必須進行大量研究，讓她感到非常挫折，而且真的已經忍無可忍，於是她決定自己建立這樣的資源。這就是「難過的日子更要出門」（Hard Days Out）網站誕生的由來。在全英國各地家庭的協助下，薇琪建立了網站，詳列博物館、畫廊、都市農場、國民信託組織監管的名勝古蹟，以及各種白天可以去的地點和一次性活動。「難過的日子更要出門」的宗旨，在於為大家省下猜測與耗費時間研究哪些地方適合家人參觀或造訪的工夫。

薇琪告訴我，大多數組織都只會在自己的網站上列出輪椅通道與殘障停車位，卻忘了提供其他有更複雜需求家庭的重要資訊。在薇琪開始深入瞭解後，她發現較大型的組織，通常都有很不錯但懶得公告周知的服務，甚至連在他們自己的社群媒體上，也同樣默不作聲。如果一個地方連提供什麼樣的服務，都不讓有失能者的家庭知道，怎麼配稱對失能者友善？她這麼對我說。在判斷某個地方對她的家人是否真的屬於無障礙空間之前，薇琪會思考所有她需要回答的問題。這個地方是個空曠的場地還是有大門？是不是有很多沒有綁狗鍊的狗？是否需要帶身分證或證明失能身分的證件，才能免除照護者的入場費用？玩樂場上有什麼樣的設施，以及一天當中什麼時候人最多？這個地方的工作人員是否可以提供協助，並瞭解我們需要什麼樣的協助？我發現隨著她一一細數的這些問題，我的腦袋不自覺地一直點。所有的這些問題，對失能者或慢性疾病患者是否能夠使用與享受這一次的參觀經驗，很可能都非常重要，但是許多組織都不知道。

當薇琪開始在網站上建立這些資訊時，她同時也看到這些組織若真的想要好好服務整個社群，他們亟需更瞭解像她這樣的家庭，究竟需要什麼。薇琪擁有多年的中學教師經驗，她覺得應該利用自己的教學技能，為那些願意改善無障礙空間的企業與組織，開設一些工作坊的活動。在網路上提供許多回饋評論是一回事，但大多數的地方對於失能者的家庭外出一天的行程中，究竟想要與需要什麼，瞭解都少得可憐。於是「難過的日子更要出門」的包容性諮詢開張了，薇琪目前除了繼續深造自閉症學士後研究的證書學位外，也以如何提供更無障礙的服務為題，為各種大小組織舉辦工作坊活動。

薇琪說大多數的地方都想進行改善，卻又擔心提供各種家庭的服務會增加成本。翻新一棟舊大樓，並規劃一間變更廁所的空間，對許多小企業來說，很可能是心有餘而力不足的事情，但其他有太多成本相對較少，卻能讓一個地方改頭換面，展現更多迎賓心意的小地方可以下手。薇琪覺得「難過的日子更要出門」帶給她的衝擊遠大於兼職老師的工作。藉由手上的資訊資源以及諮詢，她可以為許多像她自己一樣的家庭，在生活上提供更多直接的影響。助人為快樂之本這句話，一點都沒錯。

當我們能夠從艱難的經驗中，創造出正向且具使命感的行為，我們就能夠開始理解這些艱難經驗帶來的意義。而理解生命，是尋找意義的重要部分。艾蜜莉・愛斯法哈尼・史密斯寫道，支撐起有意義生活的其中一根支柱，就是說故事。如果我們對自己經歷的理解，足以用具連貫性的方式訴說這些故事，並為之納入意義，將我們的生活重新架構，那麼我們的恢復力就會出現巨大的成長。就像那個寫下自己的創痛，可以幫助我們處理並瞭解這些創痛的研究一樣，我們談論自己以及自己的生活，可以幫我們從一個更有意義的角度來看待自己。我現在瞭解了，之前多年照顧母親的經驗，對我扶養失能孩子時因應更多挑戰的能力，有非常正向的影響。如果能換回母親，我絕對萬分樂意把那些經驗還給老天，遺憾的是，這只是癡人說夢。所以，我欣然接受自己得到的這個安慰獎，希望這個獎品已經把我打造成了一個更和藹的亞瑟媽媽。

服務

照護者的目標不是只有在工作上才能找到。許多照護者都覺得照護工作有時候雖然困難，卻可以因為服務自己所愛的人而感覺到很大的成就感。有些人發現自己有時候雖然會憤怒或難過，但使命感可以幫助他們度過這些情緒的煎熬。另外還有一些人發現當至愛至親過世後，他們會因為自己曾經幫助心愛的家人熬過艱困的時光，而生出一種強烈的驕傲。

不過這一切都不是簡單明瞭的過程。當事人很可能要花一段時間才能弄清楚，**要怎麼做**才能最大程度幫到需要你提供協助的人。當還處於青少年階段的愛瑪與凱莉．泰拉諾瓦（請參見第五章）被告知母親珍妮羅患了亨丁頓舞蹈症時，凱莉正要去上大學，於是照護者的角色自然落到了當時還住在家裡的愛瑪身上。多年來，凱莉和愛瑪一樣，儘可能事必躬親地提供母親協助。與妹妹的能幹以及她那雙經過醫藥專業訓練的雙手相比，凱莉極度缺乏自信。有許多年的時間，她一直躲避親自照護母親的工作，因為她害怕近距離看見母親病情的惡化、她憤怒這個疾病的不公平，也恐懼自己可能也有相同的基因，會面對相同的命運。

父親與妹妹肩負了大部分的照護責任的同時，凱莉為自己找到了另外一種幫助母親的方式。她開始進行一個大型的募款計畫，希望能為一個旨在找到有效治療方式和藥物的慈善組織募得大筆款項。為了引起大眾對於亨丁頓舞蹈症的認識、改善罹患了亨丁頓舞蹈症的病患，以及他們照護者的生活，凱莉和她的伴侶一起拍攝了一部紀錄片。

隨著珍妮病情惡化，凱莉為父親與妹妹提供了更多的支援。然而照護母親依然讓她焦躁不安。她極其想念以前受到母親呵護的感覺，而親手照護母親則是清楚地提醒著她，她失去了這份母親的照護。心理諮詢幫她瞭解到她的許多憤怒與焦躁情緒，原來都是悲痛。她說僅是知道這一點，就是很大的幫助。

每一個家庭因照護至愛至親而經歷困難時，不同的人會扮演不同的角色。凱莉說，「在我們家，我常常覺得自己是家裡最弱的一環，而且我也擔心會讓母親失望。碰到這種時候，我就會盡量提醒自己，我們沒有人選擇了這樣的處境。」當凱莉發現照護行為壓得她喘不過氣時，提升大眾對亨丁頓舞蹈症的認知以及為了找到治療方式的募款，讓她在母親的疾病中，找到了屬於自己的目標。

葛瑞絲（Grace）是個單親媽媽，女兒阿米（Ami）十二歲。阿米的病情相當複雜，她被確診腦性麻痺、水腦、肺部疾病、癲癇、視覺與聽覺障礙，以及其他的疾病。阿米是個二十五週就出生的早產寶寶，從出生開始，每年都會經歷至少一次危及生命的狀況。在阿米小的時候，葛瑞絲告訴我，她拚了命地想盡力維護女兒的健康，結果發現自己病態地執著於清潔問題。她為了爭取女兒需要的資源，以及讓女兒的生活能儘可能地豐富，奮力地為女兒代言，從未停歇。

大約六年前，葛瑞絲自己的健康狀況開始走下坡。她想自己應該是筋疲力盡了，只要休息一下就沒事了。但是一個月一個月地過去，她的健康狀況並沒有改善。她的家庭醫生告訴她，她一定是得了憂鬱症，可是她一點都不覺得憂鬱。葛瑞絲的身體始終處於疲憊狀態，還有包括嚴重背痛在內的一堆症狀。最後醫生確診她是慢性疲勞症候群、影響甲狀腺的免疫問題，以及傷及脊椎的子宮內膜異位症，而所有的這些問題很可能全都是由她的照護工作所引發。葛瑞絲因此必須減少自己的責任。試著照顧阿米高強度的需求時，她依然很努力地維繫著自己需要的社交溝通，可是她發現很多朋友都因為她復原速度不夠快而漸行漸遠。生病前所有返回職場的可能機會，本來就因為阿米的需要而困難重重，現在更是完全成了空想。

然而這個一開始是她生命超低谷的時段，卻成了葛瑞絲人生的轉捩點。她被迫放慢速度。當她放慢了腳步，學習接受自己無法掌控一切的現實時，她開始放鬆了一些。每一次阿米在面對威脅生命的狀況時，葛瑞絲發現她會自己問自己，如果這是女兒在世上的最後一天，我希望這一天是什麼樣子？她很清楚自己的答案是什麼。她希望阿米能儘可能感受到最多的愛與照護。而這就成了葛瑞絲的目標。

葛瑞絲放開了那些不瞭解她的朋友，也放棄了一段浪漫的關係。她開始經營一個與女兒共同申請的 Instagram 帳號，分享阿米的生活。儘管身體侷限比別人多很多，但阿米的生活經歷，卻豐富的令人意外。偶爾，葛瑞絲在填寫阿米的年度評述表，或與阿米的新醫生重新省視阿米的資料時，她說自己總是會被文件資料上看到的內容淹沒。照理說，阿米不應該還活在世上，葛瑞絲這麼告訴我。阿米是個堅強而且適應力超強的孩子，從她複雜的需求項目來看，她早就應該離開人世了。葛瑞絲說這個情況提醒著自己，她每一天都在履行自己的目標。她努力讓女兒活得比任何人可能設想的時間還長。葛瑞絲就是在這種為阿米服務的行為中，感覺到了最大的滿足。

葛瑞絲並不太談自己的慢性疾病，也不喜歡在阿米要面對的問題上打轉。她說當她自問在有限的時間裡，她想跟女兒過什麼樣的日子時，她的疾病其實是一種幫助。再者，對葛瑞絲來說，這也表示不要把焦點放在艱難的事情上。任何時候，阿米都可能因為癲癇發作、胸部感染，或腦子裡的引流失敗而與這個世界告別。葛瑞絲試著把每一天都當成阿米的最後一天，她希望自己與阿米之間，以及阿米與這個世界之間的互動，能夠儘可能的展現正面的意義。儘管這對母女經歷過一些非常困難的時刻，但葛瑞絲還是選擇說出自己的故事，當作一種服務、一種感謝、一種喜悅。對許多沒有體驗過孩子、伴侶或父母罹患了生命在倒數計時的疾病，沒有經歷過因為這些疾病而協助他們的過程，更不知道其中的艱辛的人而言，要透過一對正向而且喜悅的眼鏡去看待葛瑞絲母女的處境，似乎是天方夜譚。但是下一章的內容會讓各位讀者知道，許多照護者都擁有一對正向而且喜悅的眼鏡，而我們有太多地方可以向他們學習。

第十章

喜悅

JOY

「不是牛飲，只有淺酌慢飲，才能啜取到喜悅。」

——作者與教育者雪倫・卓拉波（Sharon Draper）

我在手機上存了一個我們有空都喜歡看的舊影片。那是亞瑟兩歲時，在一個每週都為我們舉辦音樂聚會的朋友家裡拍的。那時的亞瑟從來沒有參與過任何聚會活動，聚會上的朋友似乎也沒有人可以保持他的興趣。說故事活動失敗了，因為他唯一關心的只是有沒有人會一對一地唸他最喜歡的故事給他聽。他的眼睛沒有跟著他人的動作轉，其他孩子的行為也完全勾不起他的興趣，能引起他注意的，向來都是跟外界所能給予的東西沒什麼關係的內在想望與趣味。我一點都不在乎。我反而覺得其他孩子被哄去參與某個人主導的群體活動有些奇怪。我認為亞瑟做他自己的事情也很好。之所以會登記這個音樂課，是因為上完第一堂課後，我知道**有些東西**會讓他感到有興趣。當音樂家利用樂器說故事，並讓孩子大聲回答問題時，亞瑟會在屋子裡轉來轉去、爬上爬下，做著他自己的事情。音樂家和他們的故事吸引不了亞瑟。這些課程全是由年輕得令人難以想像，而且全是皇家藝術研究院畢業生的音樂家們負責，他們在平日早上，透過與幼童與學齡前兒童的互動來賺點外快。因此每堂課都會安排音樂家坐在鍵盤前面彈奏莫札特、蕭邦，或韋瓦第。這才是亞瑟最喜歡的部分。他會開心地轉圈、跳舞或尖叫。其他的孩子當然也很喜歡這個部分，但看著這些影片，可以明顯看到亞瑟所感受到的興奮程度以及感官經驗的強度，與其他的孩子完全不在同一個層次。亞瑟的聲音很大、聽得很努力，而且不斷地移動。他始終都是在另外一個層次體驗所有的事情。雖然這樣的體驗可能代表崩潰、覆沒與焦躁，但也可能代表存在於微不足道又毫不重要經歷中的欣喜與幸福。

透過亞瑟，我才看到我們以理性探討欣喜與歡樂經驗的程度有多嚴重。我們在什麼可以帶來快樂這件事情的關注力，全轉化成了驅使我們事先規劃、花錢、擔心與期待的行為。然而這些行為卻常常製造出會導致事後失望的壓力。這樣的經歷符合我們的期待嗎？這就是我們所有的寄望嗎？身為一個行為或他與周遭世界互動的方式，都不符合一般人期待的孩子的母親，我不禁要問，我該如何在這個世界上找到屬於我的喜悅？如果我的兩個孩子發展都與一般人無異，這是個我可能可以輕易迴避的問題。

當生活有許多限制時，我們如何找到樂趣？

我們家在生活方面的限制，在某些方面，可能要比其他的家庭更多。要想參與一個活動，其他家庭可能只需要一時興起，我們家卻可能需要做非常多的規劃，而且很容易就會被過程中的困難絆住。再說，讓我女兒日思夜想的活動，可能完全不適合我兒子。所以我們碰到的問題常常也不是沒有足夠的協助。很多時候，問題只是因為亞瑟沒有興趣，這種時候，如果只是因為不想讓他落單，或為了一**家人可以一起做**這些大家都會有的顧慮，而硬拖著他參加，對我們所有人其實都是一種傷害。因此，我們家做的每件事都必須經得起推敲。值得嗎？這個活動會讓亞瑟得到什麼？短暫的愉快以及可能拓展視野的機會，值得所有的辛苦與努力嗎？我可以應付那個狀況嗎？或者，如果真的去嘗試，我會不會把自己累死？也許我們應該各個擊破，等我有空、等孩子放假時間不一樣，或等他們父親有空時，再各自去參加各自喜歡的活動？當所有的事情都放入這樣的檢核機制中時，就表示我們只會做我們真正很想做的事情。因為我們必須投入非常大的心力，所以興之所至、盲目參與的情況都不會發生在我們家。

失能者的家庭遇到財務困窘的可能性更高，因此出門、假日或許多活動，對他們來說不僅需要為身體上的挑戰做安排，在經濟上也難以負荷。我們全都必須問自己，值得嗎？雖然我們很清楚自己照護的對象會很喜歡許多傳統、昂貴的活動，但是大多時候的答案都很可能是不行。這也表示我們對於如何尋找生活中的歡樂與開心，必須更有創意。創意可能需要更多的努力，以及很多的放手。不過歡樂會透過許多令人驚訝的方式到我們身邊，有時候僅僅只是完整地重新想一遍我們歡樂與開心的過程，就足以讓我們獲得超乎想像的快樂。

不經意的時刻

阿比艾拉最近一次癲癇發作後，救護人員對她的母親瑪麗．蘇珊．麥肯納（請參見第四章）說：這是很久以來第一次再看到他們搭上救護車。早上匆忙離家，直到深夜，一家人才踏著黑暗的天色回家。儘管很感謝老天讓他們可以回家，但阿比艾拉在穩定了這麼長時間後又再次出現癲癇發作的突然變化，卻把大家都嚇壞了。當他們打開家門時，迎接瑪麗．蘇珊的是許多靠電池發電的搖曳燭光。她當下記起了自己設定在黃昏時打開開關的定時器。經過了醫院中難捱的長長一日後，在大冬天的夜裡，走進這樣的景象當中，她說，令人感到舒適又愉悅。這件事提醒她，為自己做些微不足道的小事，很可能會在某個煎熬的日子裡創造出很多喜悅。她於是又列出了七十五件會讓自己高興的小事，並列印出來貼在冰箱門上，她用這樣的方式提醒自己，不論是心情低落、需要自我打氣，抑或只是想要生活中多一點愉快與開心時，她都要定期做這些事情。這張清單上的事項，從光腳走在草地上這種免費的感官經驗，到穿上通常留著等展現自己最好一面時才會穿的服裝，或用一種新穎而突兀的方式重新調整家具位置，各式各樣。有天，她把一張沙發搬到廚房去，結果發現這麼做讓自己開心極了，所以現在他們全家人都在餐廳的餐桌上吃飯，在廚房裡留下一大塊空間供大家懶散閒晃。

大家很容易以為只有盛大的慶祝會、出國度假、我們的孩子達成了某個重大目標這類大事，才能帶給我們快樂。然而對許多人而言，這些事情若非遙不可及，就是可能性極低，或甚至會帶來更多煩惱。話說回來，如果沒有許許多多微不足道的時刻加在一起，這些大事又算什麼呢？如果剖析自己真正在追求的東西，我們很可能會找到不同的方式，去得到我們正尋尋覓覓的歡樂與喜悅。當聽一首喜歡的歌、在廚房跳舞、吃一頓美味的餐點、享受一杯好咖啡、給自己一點時間，坐下來看本書，以及穿件自己喜歡的毛衣這類小事，能夠編織到我們的日常生活當中，我們就能夠用小小的努力，帶來大大的歡愉。因為生活終究是由日子中這些點點滴滴的時刻所組成的。

如果相處的時間有限

這些年來，艾米・古柏（Amy Cooper）和她的家人找到了許多方法去發掘各種大大小小的冒險事件。艾米的女兒羅莎（Rosa）在十個月大的時候，接到了一份改變了一切的確診結果。雖然艾米一家人早已察覺羅莎的成長有些遲滯，但最後迎來的是女兒確診家族性軸突海綿退化的結果，以及醫生預後壽命的期限判斷：罹患這種罕見基因神經系統疾病的人，一般預估的壽命為四到七歲，不過世界上還是有人活到了二十幾歲。因為大家都知道與羅莎當家人的時間有限，艾米與她的丈夫蓋瑞斯（Gareth）就把歡悅和樂趣置於一家人生活的中心點。幾年前，夫妻倆為了創造出安全又有趣的方法去看更多的世界，買了一台露營車。就這樣，艾米與蓋瑞斯帶著羅莎和小兒子伊森（Ithan）一起去了義大利、蘇格蘭與法國旅行。夫妻倆知道羅莎的醫療需求會隨著時間愈來愈高，因此趁著一家人還可以出遊的時候，盡量安排全家的旅行。這輛露營車對羅莎而言，熟悉又舒適。開著車子，他們可以隨時在需要為羅莎進行管灌餵食或衣物更換時停車，也可以在抵達任何一個想要安置舒適的探索基地時，借住在朋友、家人家裡，或租個小木屋。

羅莎今年十一歲了，早超過了醫生最初的預估壽命。旅行變得有些困難，因為艾米發現自己從較長的旅行回家後，體力與精力的恢復難度都變高了，於是一家人就在自家附近的地方活動。他們居住的康瓦爾郡，有許多他們會喜歡，而且離家不過兩個小時車程的不錯地點。艾米告訴我：當他們決定把目的地侷限在自家附近時，感覺輕鬆多了，而且樂趣完全不打折。她說有很多選擇的時候，就會產生壓力。與其盯著不可能做到的每件事，還不如把焦點放在他們現在還可以做，而且有能力充分發揮的事情上。充分發揮看起來是這家人絕對擅長的事情。不論是旅行，還是一家人晚上在家看電影，甚至是艾米為了能和蓋瑞斯一起掌握孩子的狀況而在家設立的陶瓷事業，都可以在需要的時候全部放下——他們家人做的一切，都是為了在還有機會的時候，能與羅莎一起享受生活。

孩子長大了，伊森也可以自立了，夫妻倆開始做更多的事。艾米與蓋瑞斯漸漸理解到羅莎其實並不想總是和弟弟做同樣的事情，伊森也是一樣。因此蓋瑞斯開始在週末帶著伊森去衝浪，而艾米則是帶著羅莎一起去參加母女兩人都熱愛的歌唱活動。去年的一個週末，這家人第一次三人出行去過節，羅莎留下來休息。艾米本來不知道自己對這樣的安排會有什麼樣的感覺，結果卻是一個非常美好、放鬆的週末。艾米在那兒玩得非常開心，而且夫妻倆能夠把全部的心力都放在伊森身上。他們整個週末都不需要扛負照護的責任，有足夠的閒情逸致和自由在節慶的地方閒逛。雖然大家都想儘可能地全家人一起活動，但是艾米說也該是時候承認那樣做，對孩子其實未必都是最好的安排。

旅行

我這一輩子都在旅行，但旅行在我孩子的生活中，必然不會是很重要的部分，這個事實讓我難以調適。小時候，父親因為工作的關係，帶著我們全世界跑透透。我長大成人後，曾在好幾個不同的國家居住與工作，這種環遊世界的情況也算是延續了下來。雖然懷了亞瑟之後，我已做了放慢腳步的萬全準備，卻從來沒有想過自己有一天會碰到連上飛機都會讓兒子萬分苦惱的狀況，更不要說讓他到澳洲探訪我的家人，簡直就是天方夜譚。想著自己遠離家人，而孩子對我的故鄉將近乎一無所知，是夜半時分會讓我抓狂的事情之一。我有一種困在巨大的壓迫之下，且無法甩脫的感覺。但是我真正擔心會失去的，究竟是什麼東西？除了探視故鄉的家人與老友這個原因外，我認為有必要釐清在自己的想像中，旅行可以讓全家人得到些什麼，釐清狀況後，或許還可以找出其他的彌補方式。我回憶自己最棒的旅行經驗，想著從中得到了什麼，結果每次都歸類到少少的幾件事情上。冒險、探索、有時間與我愛的人相處，還有，相當矛盾的，打破日常的作息規律以及創造傳統與習慣。於是我開始堅持一定要以創新，甚至可能是不尋常的方式，把這些事情帶入我們的家庭生活中。

對於失能者的家庭來說，太多原因都可能讓出門成為一件極具挑戰的事情。譬如找一個無障礙通道的地方需要花費的成本，遑論那些因為縮短的工時或完全放棄工作，已經處於財務壓力下的家庭了。對於依靠支薪照護者協助的家庭來說，出門就代表可能沒有支薪照護者的協助，這些狀況通常都會讓出門比待在家裡更耗精力、更有壓力。此外，為了能夠較輕鬆地提供需要照護的家人生活上所需要的協助，家中所配合安置的所有日常舒適安排，一旦出門，就全部歸零，這些額外壓力，外加可能遭遇的通行問題、所有新環境可能帶來的未知麻煩，以及安排行程必須規劃的各種準備，都會變成完全無法負荷的工作，進而讓出門旅行成為遙不可及的空想。話說回來，旅行與假期確實是聯絡彼此感情、逃離學校、逃離治療和工作，以及體驗新事物的機會。那麼，我們可以如何在不需要真正離家的前提下，創造出冒險以及與人接觸的感覺？發揮一點點創造力，冒險就會成為日常生活中就能找到的事物。

幾年前，我陷入了工作壓力、缺乏協助以及經濟拮据的環境當中，因此那年不能在夏天出遊已是板上釘釘的事實。長達七週的暑假在眼前展開，卻沒有安排任何活動。經過了最初的挫敗與沮喪期後，我開始努力思考我之所以想要一家三口離家旅行的目的，究竟是什麼？是冒險。我需要有一些冒險的感覺，我這麼想，於是我試著著手創造一些冒險。

我知道亞瑟非常喜歡有次去西威爾斯所體驗的篝火，於是我買了一個可以架在院子裡的金屬營火盆，並隔著院子圍牆邀請鄰居過來與我們一起在火邊玩耍。整個晚上，孩子們不是把串在棍子上的棉花糖放在火上烤，就是在院子裡跑來跑去，跟我們離家出遊會做的事情完全一樣。來自波蘭的鄰居還變出了一個鑄鐵鍋，並依照波蘭傳統食譜，在營火上用培根、馬鈴薯與紅菜頭，做出了她經常為自己孩子烹煮的露營餐。火與煙讓亞瑟著迷。在他需要遠離所有人休息時，他就進屋玩一會兒他自己的平板，等他休息夠了，又會再出來和我們大家待在一起。在自己家裡的他，既安全又舒適，而我也可以放輕鬆，安心享受戶外的環境、營火，以及與朋友的相處，不需要像隻老鷹般盯著他。隨著天色暗沉，營火開始熄滅，我發現這樣安排的樂趣，完全不亞於離家旅行，而且還不需要做太多辛苦的工作。朋友、美食美酒、戶外、營火，一樣都不少。那時我就知道，儘管偶爾出門旅行依然是件重要的事情，但若我們可以多點創意，就算在家也一樣可以找到很多樂趣。

那年夏天我還買了一個吊床，這是我做過最正確的決定之一。我們一家三口可以在吊床上疊在一起，互相依偎著大笑。亞瑟也會一個人在吊床上以他可以掌握的幅度搖來搖去，艾格妮絲和她的朋友會疊在吊床上玩遊戲，而我則是在就寢時間過後，趁著暗夜尚未完全統治大地之際，拿杯紅酒偷偷溜出去，躺在吊床上看日落。這具吊床（含腳架）價值四千台幣，比我們出門度假便宜多了，但它在那個夏天以及往後的日子裡，卻帶給我們無限的快樂。

不出門過夜就創造出冒險以及度假感覺的方式有很多。艾米．古柏一家人的方式是舉辦電影之夜。他們會架起投影機，在客廳地板上擺一張舒適的大床，然後全家人擠在床上看電影。如果所有家人都沒有安全的疑慮，大家也可以在屋裡露營一個晚上。白天在附近地點的一日遊之後，可以在廚房的地板上野餐，也可以在傍晚的夕陽陪伴下，在後院野餐，營造出度假的感覺。比平常多花一點點時間去採購些食物與飲料，讓一切感覺特別不一樣，或者放任自己去訂購些一般來說總是超出預算的時髦外帶餐飲（就算這樣，也比出門旅遊省錢！）。若真的想好好犒賞一家人，你可以預約家庭清潔公司來家裏，把屋子從頭到尾打掃得清潔溜溜，然後更換所有的床單，享受飯店提供的那種客房服務感覺，而這一切都不需要去做任何出門遊玩所需要做的辛苦工作。大家甚至可以摘些花或買些花放在所有的臥室中。

特別撥出時間計畫出門度假的可能性，對我來說依然是件很重要的事情。但這樣的安排需要重新思考以及調整自己的部分期待。冒險的活動依然可以安排，只不過這些活動看起來也會與我最初期待的樣子有很大的差異。冒險活動的時間可能很短，也許一次只能離開短短的幾個晚上。不過這樣的時間長度對我兒子來說似乎很合適，而且因為這樣的短期旅行費用不高，我們一年可以出遊好幾次。度假的頻率很重要。在我們想方設法地於一年內安排三次放空小旅行的那幾年，實實在在地幫助了我兒子對離家的觀念有了較開放與較興奮的態度。截至目前為止，除了亞瑟還在襁褓中的一次旅行外，他離家的時間從未超過三個晚上。也許隨著我們更多的實驗以及他需求的改變，這樣的情況在未來也會出現變化。

對於兒子未來可能享受的旅行種類，我有一些相當令人興奮的想法。不曉得他會不會像我一樣喜歡臥鋪火車。獨立的車廂房間、上下鋪，以及家裡準備好的野餐餐點，都讓我覺得有嘗試的可能性。如果這樣的旅行方式可行，我想到了所有我們可以造訪的海灘、歐洲溫暖的海邊、所有我們可以品嚐的美味義式冰淇淋，還有亞瑟必然迫不及待往下滑的水上樂園滑水道。不過目前我們還是堅守著英國的海邊、鄉間的河邊、舒適的木屋、戶外的營火，以及和朋友一起露營的活動。這些全是他可以自由瘋玩、把自己弄得髒兮兮、朝河裡丟石頭，但也能夠在他覺得有點承受不了時，回到他的蘋果平板旁的地方。因為不需要考慮無障礙空間的問題，所以我們對於可以逗留的地方，有許多選擇。我們家出遊的挑戰在於安全性以及讓亞瑟感到有興趣的東西。所以我們去的地方都是遠離他幾乎毫無興趣的城鎮，把焦點放在有水以及自然野外的地方。假日時，我們和朋友一起行動，這樣的安排可以讓我在需要忙碌或沒時間看著他時，有其他人可以幫忙顧著他。亞瑟在家相對安全，偶爾外出到陌生的環境中，我必須特別警惕，確保他的安全。選擇短期旅行的另外一個原因，也是因為我只能夠持續警惕一段時間，那段時間之後，我就會渴望回到自己熟知的安全與放鬆環境中。

自由

在《喜悅的形式》（*Joyful*）中，英格莉．費特．李（Ingrid Fetell Lee）描述了喜悅的不同面向，並藉此揭露了喜悅的感覺，以及創造喜悅感覺的周遭世界之間的關係。她將我們對於自然以及荒野的嚮往，稱為自然美學的一部分。她認為自然美學是人類對於開放空間以及自然世界的深度渴望，而且她相信自然世界中根植著我們掙脫束縛的強烈期盼。「喜悅因束縛的解除而勃發。」她這麼寫道。當我們身處野外時，亞瑟絕對是自由很多很多。亞瑟在家、在教室，以及在城市各處日復一日的生活中，必然要遵守一定程度的規範。在家的時候，他可以享有我能力範圍內的自由——他可以把水倒在牆上，也可以把麵粉倒在地板的裂縫中，雖然命中裂縫內的機率只有一半。我們的鄰居雖然全都極其寬宏大量，但沒有人會喜歡圍牆那頭不斷丟過來的東西，所以在屋內或甚至在已經圍了圍牆的院子裡，他都受到許多約束綑綁。然而到了野外、沙灘，亞瑟可以看著沙子從他伸出去的手中飛揚、可以對著海浪以最大的肺活量高叫，也可以盡情地扭動、翻滾與旋轉，沒有任何束縛或限制。自然提供了他所尋找的無限感官刺激。風與浪、沙與石、涓涓細流與傾盆而下的水、戳泥巴的棍子和搖擺的大樹，還有在微風中著迷的他。解放，在自然中等著他。

在鄉間的小木屋中，我們不用擔心滿是泥巴的雙腳，也不需要煩惱黏答答的手指。放鬆的地方可以讓亞瑟以他開心的方式享受這個世界。我們可以在遠離任何人的空曠田野租下地方，不必試著壓制他的音量或擔心他在人群中失去蹤影。

雖然荒野持續對我呼喚，但我們其實也可以在家附近以小一點的規模回應它。我們在南倫敦居住的這個角落周圍，很幸運地由各種大樹、雜草叢生的維多利亞時代墓地、公園以及樹林包圍。即使是我們家那個破破爛爛的小院子，在吊床與營火盆的加持之下，也有了幾分野外的感覺。鄰居家那棵碩果纍纍的大蘋果樹，以及我們家這棵樹齡較小的小蘋果樹，提供了大家覓果而食的地方。幾條老舊的排水溝、一個水泥托盤，再加上一根水管，就能造就一個玩耍的角落，而這個角落給予亞瑟的滿足，幾乎可以和一條河相提並論。即使是利用少數綠地，也可以為我們的心靈與情緒健康帶來一定的效果。研究顯示，與居住環境綠化程度較低的人相比，居住在綠化程度較高地區的人，焦慮感和沮喪感都比較低，而且面對壓力大的生活事件後，恢復力也比較強。另外一項針對阿茲海默症患者所做的研究顯示：善用綠地，可以降低患者病況惡化時所常見的劇烈狂躁情緒發作頻率。我對這些研究結果完全不覺得意外。當自然環境允許亞瑟展現他完整的行動，以及讓他可以實現渴望，以現代生活無法容許的方式和這個世界互動時，我清楚看到了他的改變。就像英格莉・費特・李所說，「在自然中，我們從這些桎梏中找到了短暫的自由。在自然中，任何人對這個世界都能夠擁有一種完整而自由的體驗。」

然而大自然並非唯一可以找到喜悅的地方。事實上，我們不只可以**找到**喜悅，我們還可以培養、創造與體會喜悅。喜悅不但是美學世界的一部分，也存在於我們彼此的關係中。閱讀英格莉・費特・李的書，提醒了我亞瑟是如何自然而然地瞭解感官的世界，以及自然環境是如何輕而易舉地就贈予了他喜悅。從氣球、白雲這些飄浮物，到水面上的彩虹、顏色亮麗的牆壁、一堆一堆的小絨球，以及重複而和諧的圖案，亞瑟每天都在讓我知道，只要夠專注，喜悅是如何輕易地唾手可得。蘿拉的兒子奧斯卡罹患了無法確診的基因疾病，而且也是位自閉症患者（請參見第八章），她說奧斯卡讓她更仔細地觀察周遭的世界。奧斯卡常常因為感官世界的喜悅而停下腳步或全神貫注，讓她也因此停下腳步，仔細注意自己走過的地方有些什麼。我常常在想，從我兒子的眼睛看出去，這個世界會是什麼樣子。從他萬分開心又小心翼翼地把一滴滴的水沿著東西表面往下灑的樣子，我只能想像他一定認為我們其他人都瘋了，竟然沒有好好地注意這個世界。

看著亞瑟以前的錄影帶，很明顯地，他總是比絕大多數的人都更注意這個實際的世界。所謂共享式注意力，就是兩個人同時注意一個物品或活動；當我看到他在共享式注意力的議題上苦苦掙扎時，每次他都能成功地讓我質問自己，我的注意力在哪裡。在我努力地想讓他讀一本書或玩一個玩具時，大多數時候都會遭到他的漠視與拒絕，但是如果我夠仔細，我就可以發現相對於對話或一個玩具汽車，他對能夠接觸這個世界的東西更有興趣。

這些年來，他的字彙能力慢慢有了一些進步，但在提供足夠的資訊讓我瞭解他在說什麼的這個部分，依然讓他常常苦苦掙扎。不過有一個特定的領域，他卻展現了相當不錯的語言描述能力，那個領域是顏色。現在，每當他要試著告訴我他想要什麼東西時，他都會把那樣東西的顏色當成單一最具描述性的表達內容。一本講述恐龍的書，他會稱為那本「黃色的書」，加了藍色保護套的蘋果平板，在他的嘴裡，總是以「藍色的蘋果平板」出現，他最喜歡的冰淇淋是一台冰淇淋車賣的霜淇淋，他稱之為「白色冰淇淋」。他用顏色把聰明豆分成一堆一堆，然後一一指出顏色後再依照順序吃下肚。分類以及糖果顏色帶給他的樂趣，跟巧克力一樣多。

慶祝

一如可以為瑪麗．蘇珊帶來平靜與喜悅的事情清單，我也有自己的精神打氣清單。這張清單已經變得非常重要，因為當我們無法完成日常必須要做的事情時，我們就必須創造出其他的變通作法。在旅行以及在家營造出冒險感覺等事情上，這張清單一直很重要，但在慶祝會的安排上，這張清單也一樣舉足輕重。我們跟其他許多失能者的家庭一樣，為了能讓所有人都能參與，我們的慶祝活動跟其他人不太一樣。我們從來沒有在澳洲和我的家人一起過聖誕節，未來這樣的機會也微乎其微。我已經接受這件事了。與其專注在我們做不到的事情上，我一直努力進行一些我們可以做的事情，並儘可能創造出開心的佳節慶祝，擁抱我們無法與家人共度聖誕的事實。於是我決定為我們這個小家庭，從頭開始創造一個全新的聖誕節傳統。每一年我們都會舉辦一個聖誕聚會，邀請當地的朋友來參加。在家裡我可以給予亞瑟更好的照護，再說，只要能在我身邊，他也喜歡有很多人到家裡來玩。過去兩年，我邀請了其他的單親母親在聖誕節當天到家裡來一起慶祝，這樣孩子們可以親身體驗一個熱鬧的家庭式聖誕節日。如果因為世界熱鬧的地方會帶給亞瑟過多的壓力，或者因為我要照顧他而感覺到太沉重的負擔，以致不能到這些地方去走走看看，那麼我們就在家裡製造出屬於我們自己的熱鬧場所。我們還可以隨心所欲地依照自己的需求安排。

在室內擺一棵真正的聖誕樹，會讓亞瑟開心不已，而且他的開心程度甚至超過其他所有人。不過樹要進屋常常得又拖又拉，偶爾還必須利用拋擲的蠻力。我們一天大概要收拾這棵樹五次，每次都會重新裝扮。因為聖誕樹的飾品都是毛氈或木頭做成的，所以這些東西永遠都不會壞，但經年累月的時間會讓這些飾品變得有些髒舊。只要我們願意接受松樹針葉掉落的雜亂以及搖晃不穩的樹，在我家過的聖誕節，就跟任何其他地方的聖誕節一樣歡樂。沒有要給聖誕老公公的信，也沒有對於特別禮物的期待。有時候我若剛好找到令亞瑟非常開心的禮物，他都會高興地根本懶得去理會其他禮物，直到十二月二十六號的節禮日，再去拆其他的禮物。我若買錯了禮物，那麼除了巧克力金幣和襪子裡的泡泡糖外，所有的禮物都會遭到漠視。換言之，禮物並不是我們家過聖誕節的重點。即使我們過聖誕節的方式與其他人有些不同，但重要的是聖誕節的儀式、傳統，以及其他的慶祝。聖誕節強調一年的分際、標示出季節的更迭，也為我們一家三口帶來安穩平順。

對亞瑟而言，大型的公開煙火慶祝活動是非常難以適應的一件事。人太多，等待煙火開始的時間也太長。然而煙火本身卻讓他相當著迷。所以每年我們都在自己的院子裡舉辦屬於我們的煙火秀，每當煙火在我們頭上爆出紅色、綠色與金色的星光時，亞瑟總是會摀著耳朵大喊「火箭、火箭、火箭！」—由於自己的家鄉把院子裡放煙火列為違法行為，所以這個安排也讓我非常開心。復活節時，如果有妹妹的幫助，亞瑟也可以參加找彩蛋的活動，艾格妮絲會把藏在院子裡那些色彩鮮豔的迷你蛋找出來，然後告訴亞瑟藏蛋的地方。有時候亞瑟不想去找這些蛋，那麼艾格妮絲就會開開心心地把蛋收集起來，放到亞瑟的籃子裡。兩個孩子的生日沒有大型聚會，不過各種有趣的安排都是亞瑟的最愛。譬如蛋糕以及吹三次的蠟燭，還有飄在空中，然後放手在屋子裡亂飛的氣球。至於生日禮物，則不一定每次都能得到他的注意。

英格莉．費特．李在她的書中提出了一個問題，人類為什麼會有如此強烈的慶祝衝動？若以全然理性的角度來看，這種衝動可能只會被視為一種精力與資源的浪費，對人類的生存幾乎沒有任何必要性。當然，如果我們所協助照護的人覺得這種慶祝行為會帶來太大的壓力，或者難以參與，那麼我們這些辛苦努力地依照自己習慣方式堅持慶祝的人，很可能也就省了麻煩，或甚至從此再也不安排這類的事情。然而慶祝屬於人性的一個層面，而且是一個跨文化、跨時間的共同層面。不論慶祝的原因是結婚、新生、豐收、另一年的流逝，或具宗教意義，慶祝的行為會把大家聚集在一起，創造出一種沸騰的集體喜悅。每個人的慶祝方式不需要完全一樣。這表示我們可以放棄那些我們以為應該怎麼做，但其實是非常耗時費力的事情。不論是我們因為接受了父母親再也無法享受熱熱鬧鬧聚會的事實，因而改成他們會更喜歡的一種較清靜的慶祝生日方式，還是接受了孩子其實更喜歡收到那些設計給比他們年齡更小的孩子玩的禮物，調整與調適都不代表放棄。那只代表我們盡全力敞開心胸，接受自己所必須面對的一切，然後利用一切，得到最好的結果。

喜悅的美學

如果我們心中充滿焦慮，擔心該如何取得健康與社會照護資源、煩惱該如何應付家中所有的開銷、同時還要想著該如何照護那些非常需要我們協助的人時，我們就很容易就會忽略那些可能會帶來開心以及意外喜悅的小事。微不足道的小事，假以時日就能累積成大量的正面情緒。

艾兒比亞與伊茲．慶恩（Ailbhe and Izzy Keane）是一對姊妹，她們為一個受到了很大程度忽略的領域，帶來了許多歡樂。伊茲是名脊柱裂患者，終身都坐在輪椅上。在設計學校就讀的艾兒比亞有個構想，她希望設計出一個可以改善伊茲輪椅的產品。在伊茲的眼裡，輪椅是她擁有自由的資源，至於輪椅外觀經常平淡無奇的事實，她並沒有這樣的感覺，再說，那個事實也不代表她的個性。艾兒比亞為了反映出伊茲的外向個性，設計出了一個亮彩色的輪套。結果伊茲發現她那裝飾過的輪椅，開啟了她與其他人正向的對話內容，也在她出門閒晃的時候，給了她信心。看到了自己的成功後，兩姊妹開始與世界各地的藝術家、設計師與品牌合作，創作了大量的設計作品，並同時為慈善募款。伊茲輪（Izzy Wheels）如今在愛爾蘭已經獲得了許多國家設計獎項，而且兩姊妹都在二〇一八年登上了富比世三十位三十歲以下的傑出青年企業家榜（Forbes 30 Under 30）。

艾兒比亞說推動伊茲輪的宗旨在於挑戰輪椅的負面聯想，同時也要讓輪椅使用者讚頌自己獨特的個性。這些輪套全是喜悅的產品，從明亮的幾何圖案、植物形象與人物設計圖像、鯨魚，到駿馬與甜甜圈，樣式眾多。她們還推出了不同設計師的系列產品，譬如法國藝術家卡蜜兒・瓦拉拉（Camille Walala）、義大利藝術家米蕾雅・路易斯（Mireia Ruiz）、荷蘭插畫家寶蒂兒・珍恩（Bodil Jane）以及許多其他藝術設計師。兩姊妹甚至還與芭比娃娃團隊合作，為最新推出的輪椅芭比設計了一款伊茲輪。輪椅所費不貲，用相對能夠負擔的價格購入一個額外的伊茲輪套，可以讓輪椅展現出完全改頭換面的外觀。

伊茲說伊茲輪的重點在於賦權的概念。對她而言，伊茲輪把輪椅帶到了超越功能性的層面，並融入了自己的風格感。小時候，伊茲說，每次在電視上看到輪椅，伴隨而來的總是悲傷的故事，她從未見過任何人與自己這個醫療器具之間有積極正向的關係。她說，「大家所傳達的訊息，總是讓我非常生氣，『你們要看的，應該是這個人，而不是失能的事實』。你看到我的輪椅，輪椅並沒有錯，而你看到我的輪椅這件事，也沒有錯。」伊茲輪的口號是「如果站不起來，就站出來」。

從美麗的行動輔助工具、亮彩顏色的服飾、新鮮的切花、自然光線滿溢的家，到令人愉悅的牆面顏色，我們其實非常容易就對那些讓自己心情舒暢的喜悅美學力量視而不見。然而將這些微不足道的小事加總在一起，卻會對我們體驗這個世界產生巨大的衝擊。我們不需要總是出門花錢買樂趣。有時候喜悅不過是注意周遭已經存在的事物，以及花點時間體會而已。就像亞瑟以歡快的態度讓我看到的，一群在天際飛旋出有如圖案變化的小鳥，以及水滴如何在玻璃上流淌出神奇的花樣。他都只是在指出已經存在，正等著被發現的事物。

留意

我們固執的負面偏見，亦即當正、負面想法勢均力敵時，偏向負面的本質，對我們心理狀態的影響，要比中立或正面的想法大得多，而這樣的心理態度，在人類演化前線所扮演的角色，也一直居功厥偉。然而確保我們人類祖先安全、避免受傷害的相同負面偏見，卻也能輕易地勾起所有我們所遭遇過最艱難與最糟糕事物的回想，換言之，我們如果不努力行動，這個世界充斥著困頓、不公平以及悲哀的想法，或許就能成功地騙倒我們。其實只要留意，我們就可以領悟到自己身邊有多少喜悅。當我們對那些會令自己歡愉的事物多付出一些關注的同時，我們也在腦子裡鋪設了更多未來注意並關注這些事情的通道。多一點點的耐心，所有人都能提升自己的喜悅偵測力。

我們都知道怎麼去體會，只不過有時候我們得提醒自己去這麼做。在我們感覺精疲力盡時，體會很可能是個不費吹灰之力就可以讓精力恢復的方式，也是提醒自己周遭存在著美好事物的一種方式。早上的第一杯茶，不要匆忙地牛吞馬飲，多花幾秒的時間去細細品味茶的溫度、氣味、口感，以及當天咖啡因的第一次衝擊，可能會帶來許多歡愉。不過我們細細品味的東西，不只是食物與飲品。蘇西・瑞汀（請參見第六章）在協助照護父親時，同時還要照顧自己初生的寶寶，她總是會刻意地伴著夕陽，帶著寶寶沿著海邊散步，細細品味著身邊的景色，並儘可能拉長這段時間。在她的描述中，體會是一種讓喜悅放大並持久的方式。體會也可以應用在真正享受一段音樂，或每次離家前在前院駐足注視著自己最喜歡的開花植物。大家還可以透過回憶曾經的深刻快樂而品味過去，或藉著預想與勾勒出譬如假期這種期待而體會未來。聽起來都不是什麼大事，但品味與體會對於我們的情緒，卻會產生強而有力的影響。

允許自己體驗喜悅

艾米．古柏（請參見第十章）在三十九歲時，有機會去做一件她從孩提時代就一直夢想著要做的事情。她開始了空中飛人的訓練課程。她現在雖然不想再跟著馬戲團四處巡迴表演，但在最近幾年，她已經以空中飛人表演者的身分參與演出了。馬戲團是製造歡樂的地方。亮閃閃的服裝、大膽的空中表演、音樂與奇觀，身在各種表演的驚喜當中，觀眾實在很難不變得像小孩一樣。艾米的孩子都會到場觀看她的演出，而羅莎雖然不常出聲，但艾米說當自己懸盪在空中時，她可以聽到她女兒發出的開心聲音。對艾米而言，這是個巨大的喜悅來源，而且這也是全家人都喜歡的活動。艾米很肯定醫生對於羅莎壽命的預測，是一家人一直以來能夠從生活中擠出如此多時間相處的理由。雖然羅莎的病況讓一家人在行動上受到了很大的箝制，但他們的視野卻以其他的方式變得更開闊，一家人也因此真的能做到活在當下以及體驗深刻的喜悅。

提到家庭時，我一再強調，限制無法減少快樂或降低生活中的熱情，反而常常帶來恰巧相反的結果。娜塔莉．偉佛和艾米一樣，醫生判斷她的女兒蘇菲亞（請參見第九章）生命短暫，此外，女兒與其他人不同的面貌以及免疫缺陷的問題，也讓她們遭遇了各種歧視，因此這對母女可以一起體驗世界的方式，有許多許多的侷限。然而面對這些限制時，娜塔莉選擇盡力將所有的喜悅最大化。蘇菲亞雖然生命短暫，而且絕大部分的時間都待在家裡，但娜塔莉對自己發誓，一定要讓女兒的生活充滿愛、趣味與歡樂。蘇菲亞只活了短短十年半的時間，但娜塔莉對自己守住了自己誓言的事實，感到非常驕傲。

我們所愛與照護的人若是生命短暫，可能會成為我們應該儘可能享受生活的一記嚴厲警鐘，但這樣的提醒卻不是我們讓生活過得充實的唯一方式。就像英格莉・費特・李在她《喜悅的形式》一書中所提到的，我們追求喜悅的驅動力，就是追求生活的驅動力。沒有喜悅、玩樂、神奇或慶祝的感覺，我們仍然可能活著，卻不會茁壯。我們必須記住喜悅是生活中的一個必要成分，我們要留意、創造並體會喜悅。一如伊茲的輪椅，因為讓滿溢的喜悅流向其他人，伊茲展開了與其他人的對話。喜悅具傳染力，而且確實會擴散。當亞瑟在公園裡玩的時候，正在學步的小孩童都會跟在他身後轉；當他把沙子沿著滑梯撒下去，且因為沙子所形成的圖案而開心地拍手時，那些小孩童也全聚精會神地看著，想著究竟是什麼樣的遊戲會讓這位大哥哥如此興奮。

不過喜悅常常夾雜著其他的情緒，特別是當我們很清楚自己的這些經驗有時間限制，或少了什麼人在身邊的時候。單獨和女兒去博物館與動物園時，雖然會因為她在身邊以及她與這個世界的接觸而感到開心，然而背地裡，我總會感覺少了什麼人。理智層面，我知道亞瑟待在他的假日活動俱樂部（holiday club）或與保母在一起，要比他在博物館裡遊蕩好得多，但身為母親的我卻覺得被劈成了兩半，與女兒共度的時光也因此總是會染上一點悲傷的色調。在亞瑟開始到另一個學區就讀他的特殊學校時，我也有類似的感觸。那所學校非常棒，老師也都非常優秀，對我們母子兩人來說，那是一個帶來了很多喜悅的地方。然而轉校同時也代表了他無法再和妹妹上同一所我們附近的學校，以及每天我都要送他到新學校門口。多年前，這種鑲了一圈悲傷之邊的喜悅，會讓我害怕，但現在的我知道，若真的全心擁抱這樣的生活，我就必須面對並接受喜悅當中所參雜的所有其他情緒色彩。艾米不曉得自己和羅莎在一起的時間還有多長，這個疑問雖然會影響他們一家人所做的每一個選擇與決定，卻絕不會讓她對體驗生活裹足不前，這表示儘管她清楚知道他們所擁有的一切都有時間限制，但她依然投身喜悅之中。

終語

「我們以為現在面對的關卡是要通過測試或克服困難，但事實上，事情根本無解。所有的事情都擠在一塊兒爆發，然後各自發展。接著它們又擠在一塊兒爆發，然後又再各自發展。事情就是這樣。痊癒源於讓所有的事情都有發生的空間；悲傷的空間、放鬆的空間、悲楚的空間、喜悅的空間。」

——藏傳佛教老師佩瑪丘卓[1]

在寫這本書的過程中，與其他照護者的對談，以及反省自己的兩種不同經驗，讓我清楚發現了一件事。雖然有些人可能會希望照護者的角色永遠也不要落在自己肩膀上，然而一旦深入事情的表面之下，明顯的，也有很多人根本不會有這樣的感覺。對這些人來說，擔任照護者可能會經歷非常辛苦的日子，但是幫助與照護他們至愛至親的責任，卻也給予了他們使命感、驕傲感，以及一份強而有力的體認，讓他們知道自己的能力與潛力遠遠超過了他們以往的認知。這並不是在否定大多數照護者需要更多協助、希望不要感覺如此孤立，或亟需更多休息的迫切渴望，也不是在說當他們努力提供與平常水準相同的照護時，不會被未來的恐懼所吞噬。更不要說還有英國高達七

1 佩瑪．丘卓：一九六三年出生於紐約的藏傳佛教金剛乘阿尼（修行圓滿的女性出家人）。修道前曾在柏克萊大學取得碩士學位，任多年小學老師，並兩次走入婚姻，育有兩子。離婚後跟隨喇嘛修行，創巴仁波切的弟子，為北美首座藏傳密宗修道院加拿大甘波修道院（Gampo Abbey）的常駐老師。

十萬名年輕的照護者，每個人每年提供的照護服務相當於一萬兩千英鎊的問題。照護應該是社會福利的責任，不應該由年幼的孩子來承擔。

許多照護者都會照護自己的至愛至親，直到他們去世。至於其他人，就像我和許多我曾經交談過的父母照護者，還必須面臨一個非常不一樣的恐懼。大家都知道，我們會在遙遠未來的某一個時點離開人世，我們孩子的照護責任必須由其他人接手。這是一種非常深刻的恐懼，因此每當談到這個話題，即使是最冷靜的父母也會恐慌——父母一旦辭世，誰會照護他們失能孩子的問題，沒有答案。學習與不確定共處，或許是我們可以做到的最大努力。用一步步向前走、一個個目標去達成的態度過生活。我不會糾纏於超過未來幾年後的未來。就像當初剛診斷出自己又懷孕時，我根本不知道自己怎麼可能同時去照顧一個不會說話的十歲孩子和一個三歲孩子，但我現在知道自己有學習的能力、有尋找新解決方法的能力，也有適應兒子需求一直在改變的能力。我必須相信不論未來長成什麼樣子，我都可以毫無問題地繼續適應，至於大問題的解決方式，船到橋頭自然直吧。

照顧照護者，是我們整個社會的集體責任。為至愛至親移山倒海的工作，不應該由個別的照護者一肩扛起，更不要說這些照護者最後不但可能一無所獲，還會變得筋疲力盡，感覺被一個寧願閉上眼睛、摀住耳朵，不去看也不去聽照護工作會帶來什麼困難的文化利用殆盡。如同臨終陪伴者安娜．萊昂斯所說，我們需要建立一個照護的金字塔，被照護者位於金字塔頂端，其下是照護者，再下面則是支援照護者的支援體系。

疾病、老邁、失能與死亡是我們幾乎完全無力掌控的生命部分。但在這個先進的醫藥時代，我們很可能會誤以為我們可以掌握疾病、老邁、失能與死亡。我們假裝自己可以導正所有的事情、可以掌控發生在我們身上的所有事情。照護有一部分的課題是關於放掉掌控。與其自問我們該如何修補，其實我們更應該問的是，我們該如何因應。我們是否也有足夠的勇氣去自問，我們該如何充分利用現實的情況？

我們不需要為了對身為照護者的經歷有所感悟，或為了開拓心胸、有所感激而全時間地對自己所扮演的角色感到滿意。照護他人的行為本來就可能揭露出太多矛盾。愛的深度常常與令人無法置信的寂寞程度攜手而至。沉重責任所混雜的圓滿感，遠比我們以往所能想像的感覺更偉大。苦痛交織著無盡的柔情。失去的心痛與微不足道的收穫所帶來的喜悅。這些感覺都可能真實地同時襲至。

我的女兒艾格妮絲走上了一條與我青少年時類似的路，那是一條年輕照護者的路。儘管我們的狀況存在著非常大的差異，而且她也從來不用獨自背負起照護哥哥的責任，但她卻必須適應與接受一個圍繞著她哥哥需求而轉動的生活。從她很小的時候開始，相較於其他同齡的孩子，她就必須等待更長的時間、練習讓自己更有耐性，並接受更多的妥協。亞瑟大崩潰時，她得躲在桌子底下吃她的晚餐、她得放棄遊樂場或中度刺激的探險遊戲，她還必須學習接受在就寢與其他日常棘手的過渡時候，媽媽要先照顧哥哥的事實。她看到我絕望哭泣的次數，多到我都不願意承認，而那些時候，我其實都非常擔心她。擔心的理由，不是因為她有個失能的哥哥是件很辛苦的事情，而是因為她有個始終處於過於緊繃、過於疲倦，以及非常接近崩潰邊緣的母親。

然而當我回顧自己過往的經歷時，雖然非常希望母親能走一條不一樣的路，但我卻說不出自己後悔認知到真正辛苦的日子是什麼樣子。如果沒有那些經驗，我不可能有勇氣過現在的生活，或成為孩子們需要的母親。我知道艾格妮絲受到了她哥哥最正面的影響。當她在公園裡向她的新朋友解釋自閉症時，我可以從她的聲音、她的解釋方式中聽到，她誠懇地談論失能以及所有她所感知到哥哥權利受到侵犯的質疑。她並非只是被動地接受自己總是被排在最後的事實，她那超越了她年齡的理解力，讓她知道公平並不代表相同，相反的，公平代表得到我們所需要的。她也知道，在家裡，我們三個人的地位都是平等的。

身為照護者，我們必須提醒自己，當我們強烈感覺到想要放棄或逃跑時，那就是我們需要休息了。當我們害怕時，我們需要釐清究竟是什麼讓自己感到害怕。當我們憤怒時，我們需要一個可以不帶任何批判態度的分享與表達憤怒的空間。最重要的是我們必須在需要的時候開口求助。我們必須記住，我們得利用自己一切的技能，並透過細微的調整，也為我們自己發聲。我們身邊需要一個由家人、朋友、照護者同僚，以及專業人士組成，並且願意為我們提供以上所有協助的社群。我們也需要更廣大的群體來幫助我們走過障礙，讓世界成為一個更容易被所有人接受，以及讓所有人都便於行動的地方。想要創造出那個大家都非常需要的社群，分享我們的故事是其中一種方式。那些故事提醒大家，照護就和戀愛、生子或埋葬我們的至愛至親一樣，都是生命的一環。藉由我們的故事，我們會知道我們一點都不孤單。

國家圖書館出版品預行編目資料

照顧別人，是一門不可能完美的藝術：一個全職照護者的生命故事，為照護之路帶來撫慰與希望/ 潘妮．溫瑟爾（Penny Wincer）著；麥慧芬 譯. -- 初版. -- 臺北市 : 商周出版 : 家庭傳媒城邦分公司發行, 民110.2
面： 公分
譯自：Tender: The Imperfect Art of Caring
ISBN 978-986-477-992-5（平裝）

419.71　　110000639

照顧別人，是一門不可能完美的藝術：
一個全職照護者的生命故事，為照護之路帶來撫慰與希望

原著書名 / Tender: The Imperfect Art of Caring
作　　者 / 潘妮．溫瑟爾（Penny Wincer）
譯　　者 / 麥慧芬
企畫選書 / 陳玳妮
責任編輯 / 梁燕樵

版　　權 / 黃淑敏、劉鎔慈
行銷業務 / 周佑潔、周丹蘋、黃崇華
總 經 理 / 彭之琬
事業群總經理 / 黃淑貞
發 行 人 / 何飛鵬
法律顧問 / 元禾法律事務所　王子文律師
出　　版 / 商周出版
臺北市中山區民生東路二段141號9樓
電話：(02) 2500-7008 傳眞：(02) 2500-7759
E-mail：bwp.service@cite.com.tw
發　　行 / 英屬蓋曼群島商家庭傳媒股份有限公司城邦分公司
臺北市中山區民生東路二段141號2樓
書虫客服服務專線：(02) 2500-7718・(02) 2500-7719
24小時傳眞服務：(02) 2500-1990・(02) 2500-1991
服務時間：週一至週五09:30-12:00・13:30-17:00
郵撥帳號：19863813　戶名：書虫股份有限公司
E-mail：service@readingclub.com.tw
歡迎光臨城邦讀書花園　網址：www.cite.com.tw
香港發行所 / 城邦（香港）出版集團有限公司
香港灣仔駱克道193號東超商業中心1樓
電話：(852) 2508-6231　傳眞：(852) 2578-9337
E-mail：hkcite@biznetvigator.com
馬新發行所 / 城邦(馬新)出版集團 Cité (M) Sdn. Bhd.
41, Jalan Radin Anum, Bandar Baru Sri Petaling,
57000 Kuala Lumpur, Malaysia
電話：(603) 9057-8822　傳眞：(603) 9057-6622
E-mail：cite@cite.com.my

封面設計 / 兒日設計
排　　版 / 新鑫電腦排版工作室
印　　刷 / 高典印刷事業有限公司
經 銷 商 / 聯合發行股份有限公司
電話：(02) 2917-8022　傳眞：(02) 2911-0053
地址：新北市231新店區寶橋路235巷6弄6號2樓

■2021年（民110）2月初版1刷
定價 380元

Printed in Taiwan
城邦讀書花園
www.cite.com.tw

ISBN 978-986-477-992-5

104台北市民生東路二段141號2樓
英屬蓋曼群島商家庭傳媒股份有限公司　城邦分公司

請沿虛線對摺，謝謝！

書號：BX1080　**書名：**照顧別人，是一門不可能完美的藝術　**編碼：**

請於此處用膠水黏貼

商周出版

讀者回函卡

感謝您購買我們出版的書籍！請費心填寫此回函卡，我們將不定期寄上城邦集團最新的出版訊息。

不定期好禮相贈！
立即加入：商周出版
Facebook 粉絲團

姓名：＿＿＿＿＿＿＿＿＿＿＿＿＿＿＿＿ 性別：□男 □女

生日：西元＿＿＿＿＿年＿＿＿＿＿月＿＿＿＿＿日

地址：＿＿＿＿＿＿＿＿＿＿＿＿＿＿＿＿＿＿＿＿

聯絡電話：＿＿＿＿＿＿＿＿＿＿ 傳真：＿＿＿＿＿＿＿＿＿＿

E-mail ：

學歷：□ 1. 小學 □ 2. 國中 □ 3. 高中 □ 4. 大學 □ 5. 研究所以上

職業：□ 1. 學生 □ 2. 軍公教 □ 3. 服務 □ 4. 金融 □ 5. 製造 □ 6. 資訊

□ 7. 傳播 □ 8. 自由業 □ 9. 農漁牧 □ 10. 家管 □ 11. 退休

□ 12. 其他＿＿＿＿＿＿＿＿＿＿

您從何種方式得知本書消息？

□ 1. 書店 □ 2. 網路 □ 3. 報紙 □ 4. 雜誌 □ 5. 廣播 □ 6. 電視

□ 7. 親友推薦 □ 8. 其他＿＿＿＿＿＿＿＿＿＿

您通常以何種方式購書？

□ 1. 書店 □ 2. 網路 □ 3. 傳真訂購 □ 4. 郵局劃撥 □ 5. 其他＿＿＿＿

您喜歡閱讀那些類別的書籍？

□ 1. 財經商業 □ 2. 自然科學 □ 3. 歷史 □ 4. 法律 □ 5. 文學

□ 6. 休閒旅遊 □ 7. 小說 □ 8. 人物傳記 □ 9. 生活、勵志 □ 10. 其他

對我們的建議：＿＿＿＿＿＿＿＿＿＿＿＿＿＿＿＿＿＿＿＿

＿＿＿＿＿＿＿＿＿＿＿＿＿＿＿＿＿＿＿＿

＿＿＿＿＿＿＿＿＿＿＿＿＿＿＿＿＿＿＿＿

請於此處用膠水黏貼